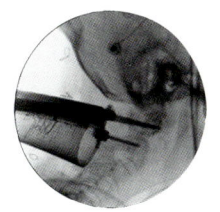

Minimally Invasive Spine Surgery
——An Algorithmic Approach

微创脊柱外科
——手术决策与技巧

主编 [美] Kern Singh
　　　Associate Professor
　　　Department of Orthopedic Surgery
　　　Rush University Medical Center
　　　Chicago, Illinois, USA

主译　许卫兵
主审　贾连顺　周　跃

山东科学技术出版社

图书在版编目（ＣＩＰ）数据

微创脊柱外科：手术决策与技巧／[美]科恩·辛格主编；许卫兵主译．—济南：山东科学技术出版社，2016.7

ISBN 978-7-5331-8287-8

Ⅰ.①微… Ⅱ.①科… ②许… Ⅲ.①脊柱病-显微外科学 Ⅳ.①R681.5

中国版本图书馆CIP数据核字（2016）第128756号

微创脊柱外科
——手术决策与技巧

主编 [美] Kern Singh
主译 许卫兵
主审 贾连顺 周 跃

主管单位：山东出版传媒股份有限公司
出 版 者：山东科学技术出版社
　　　　　地址：济南市玉函路16号
　　　　　邮编：250002 电话：（0531）82098088
　　　　　网址：www.lkj.com.cn
　　　　　电子邮件：sdkj@sdpress.com.cn
发 行 者：山东科学技术出版社
　　　　　地址：济南市玉函路16号
　　　　　邮编：250002 电话：（0531）82098071
印 刷 者：山东临沂新华印刷物流集团有限责任公司
　　　　　地址：山东省临沂市高新技术产业开发区新华路
　　　　　邮编：276017 电话：（0539）2925659

开本：787mm×1092mm 1/16
印张：11.25
版次：2016年7月第1版 2016年7月第1次印刷

ISBN 978-7-5331-8287-8
定价：120.00元

献 辞

献给我的妻子 Richa,正是她无私的奉献与支持,才使我今天能够成为一位合格的丈夫、父亲和成功的外科医生。

编 者

Kasra Ahmadinia MD
Fellow, Spine Surgery
Department of Orthopedic Surgery
Rush University Medical Center
Chicago, Illinois, USA

Neel Anand MD
Director, Spine Trauma
Minimally Invasive Spine Surgery
Spine Center
Cedars Sinai Medical Center
Los Angeles, California, USA

Eli M Baron MD
Board Certified Neurosurgeon
Clinical Associate Professor
of Neurosurgery
Spine Surgeon
Cedars-Sinai Spine Center
Los Angeles, California, USA

Daniel A Baluch MD
Department of Orthopedic Surgery
and Rehabilitation
Loyola University
Medical Center
Chicago, Illinois, USA

Steven J Fineberg MD
Research Coordinator
Department of Orthopedic Surgery
Rush University Medical Center
Chicago, Illinois, USA

Richard D Guyer MD
Chairman, TBIRF
Texas Back Institute
Plano, Texas, USA

Wellington K Hsu MD
Assistant Professor
Director of Research
Department of Orthopedic Surgery
Department of Neurological Surgery
Northwestern University
Feinberg School of Medicine
Chicago, Illinois, USA

Eugene Koh MD PhD
Assistant Professor
Department of Orthopedics
University of Maryland, USA

Yu-Po Lee MD
UCSD Department of
Orthopedic Surgery
UCSD Medical Center
San Diego, California, USA

Ngoc-Lam M Nguyen MD
Department of Orthopedic
Surgery and Rehabilitation
Loyola University Medical Center
Chicago, Illinois, USA

Matthew Oglesby BS
Research Coordinator, Department
of Orthopedic Spine Surgery
Midwest Orthopedics at Rush
Chicago, Illinois, USA

Donna D Ohnmeiss MD
President
Texas Back Institute Research
Foundation
Plano, Texas, USA

Alpesh A Patel MD FACS
Associate Professor
Director, Fellowship in Spine Surgery
Department of Orthopedic Surgery
Northwestern University School
of Medicine
Adjunct Associate Professor
Department of Orthopedics
University of Utah School
of Medicine, Chicago, Illinois, USA

Frank M Phillips MD
Professor, Orthopedic Surgery
Spine Fellowship Co-Director
Rush University Medical Center
Chicago, Illinois, USA

Jason W Savage MD
Assistant Professor, Department of
Orthopedic Surgery, Northwestern
University School of Medicine
Chicago, Illinois, USA

J Scott Schoeb MD
Orthopedic Spine Surgeon
New Jersey Spine Center
Chatham, New Jersey, USA

Kern Singh MD
Associate Professor
Department of Orthopedic Surgery
Rush University Medical Center
Chicago, Illinois, USA

Michael Y Wang MD FACS
Professor
Departments of Neurological Surgery
and Rehabilitation Medicine
University of Miami Miller School
of Medicine, Miami, Florida, USA

主　译
许卫兵　大连医科大学附属大连市中心医院脊柱外科

主　审
贾连顺　第二军医大学附属长征医院骨科医院
周　跃　第三军医大学附属新桥医院骨科

译　者（以姓氏笔画排序）
孔清泉　四川大学华西医院脊柱外科
卢旭华　上海长征医院骨科医院
叶晓健　上海长征医院骨科医院
孙海燕　中国人民解放军第八十九医院脊柱外科
严望军　上海长征医院骨科医院
杨　群　大连医科大学附属第一医院脊柱外科
杨建东　苏北人民医院脊柱外科
陈建民　彰化基督教医院脊柱微创与内视镜中心
陈雄生　上海长征医院骨科医院
顾宇彤　复旦大学附属中山医院脊柱外科
顾树明　中国中医科学院西苑医院骨科
程黎明　上海市同济医院脊柱外科
谢　宁　上海长征医院骨科医院
谭　军　上海市东方医院骨科
滕红林　温州医科大学附属第一医院脊柱外科

学术秘书
钱　毅　王振宇

序

近 10 年来，培养外科医生的理念发生了翻天覆地的变化。外科医生经常通过专科培训、访学和周末课程学习新的外科技术，这无疑增加了掌握复杂技术的学习难度。随着网络和出版业的迅猛发展，治疗脊柱疾病的新技术进入信息爆炸时代。这要求外科医生不仅要掌握更全面的专业知识，还要有能力决定最适合患者的治疗方法以及去向谁学习外科手术的精髓，这无疑困难重重。Kern Singh 是美国伊利诺伊州拉什大学医学中心骨外科副教授，致力于脊柱微创治疗。他通过减少软组织损伤、提高脊髓减压和脊柱内固定的精准度，以提高术后治疗效果。Kern Singh 不仅在国际上以脊柱微创技术享有很高声誉，而且善于传授和普及这种技术并记录术后疗效。他撰写的教科书《Minimally Invasive Spine Surgery: An Algorithmic Approach》（《微创脊柱外科——手术决策与技巧》）正是他实践经验的总结。此书逻辑严谨，包括简介、临床评估、术中体位、手术技术、技术优缺点及讨论。这使得此书非常适用于医学生、住院医师、专科受训医师，以及希望学习新手术方法并更新手术技术的外科医生。

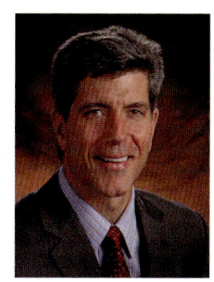

本书的创作团队由多位微创领域的著名专家组成。他们不仅医术精湛，而且善于传授。他们在同行认可的杂志上以及会议和外科论坛上均发表过这些手术的疗效。

Jaypee Brothers Medical Publishers Ltd 以出版图文并茂的教科书闻名于世。他们注重细节和出版的及时性。读者将惊叹于此书的精深和精湛，因为这是全面描绘手术新技术所不可缺少的。

我再次恭贺 Kern Singh 所付出的努力和取得的成就，也感谢 Jaypee Brothers Medical Publishers Ltd 出版此书。

Alexander R Vaccaro MD PhD
The Everrett J and Marion
Gordon Professor of Orthopedic Surgery
Professor of Neurosurgery
Co-Director of the Delaware
Valley Spinal Cord Injury Center
Co-Chief Spine Surgery
Co-Director Spine Surgery
Thomas Jefferson University
and the Rothman Institute
Philadelphia, Pennsylvania, USA

中文版序

微创技术是现代外科总体发展的趋势之一。近10年来，脊柱微创技术迅速发展并在临床上得到广泛应用。脊柱微创技术不仅具有切口小、软组织损伤少、出血少的长处，而且其并发症相对较少、住院时间明显缩短、能够早期康复训练等诸多优点使其被脊柱外科医生广泛接受并深受患者欢迎。

脊柱微创技术是传统外科技术的发展和有效补充，现代脊柱外科中，一些微创技术使脊柱外科的治疗效果有了长足进步。微创是一种理念，它也体现在手术时对肌肉、韧带等软组织的保护以及使正常骨性结构的损害最小化，在许多情况下能够精准地切除脊柱病变，获得良好的外科治疗效果。

这本专著由我的博士生大连医科大学附属大连市中心医院的许卫兵领衔，并邀请部分同仁在紧张的临床工作之余翻译而成。许卫兵博士受过严格规范的脊柱外科临床训练，具有扎实的脊柱外科临床功底。他在临床工作中善于学习并积极开展脊柱微创技术，积累了比较丰富的经验，这是其将这本专著流畅而又准确地翻译成中文的基础。

《微创技术外科——手术决策与技巧》一书的作者 Kern Singh 教授是著名的微创脊柱外科专家，他组织了多名脊柱微创领域的专家完成此书。书中涵盖了颈、胸、腰椎经典的微创技术，不仅详细清晰地阐述了脊柱微创手术技术的细节，还在每一章的开头以图表的形式简明扼要地介绍了脊柱微创技术的原则和方法。我作为老一代的脊柱外科医生，十分欣喜地看到中青年医生们对自己的专业如此酷爱与执着，相信我国脊柱外科领域的理论与技术会得到更加快速的发展。这本专著的确是一本实用性很强的普及脊柱微创技术的好书，定能对脊柱外科医生或想开展脊柱微创技术的医生有所帮助。

第二军医大学长征医院骨科医院

中文版序

　　脊柱手术的微创化、数字化和智能化是现代脊柱外科的标志，也是未来脊柱外科发展的方向。近10年来，脊柱微创技术迅猛发展。脊柱微创技术具有创伤小、出血少、恢复快、并发症少等优点，其精髓是以比传统手术更小的手术创伤达到与传统手术相同或更佳的临床疗效。

　　本书的原作者Kern Singh教授是美国伊利诺伊州拉什大学医学中心骨外科副教授，以脊柱微创技术闻名于世，他组织多位微创脊柱外科领域的专家完成此书，著名脊柱外科专家Alexander R Vaccaro对此书给予高度评价。大连医科大学附属大连市中心医院脊柱外科许卫兵教授等人将此书翻译成中文出版。

　　全书涵盖了颈、胸、腰椎经典的脊柱微创技术，详细清晰地介绍了脊柱微创技术的操作技巧、手术原则和策略。每一章节的内容均包含简介、患者评估、手术体位、手术技巧、技术的优缺点及讨论，内容翔实，临床实用性很强。

　　本书译者均来自临床一线医生，他们以敏锐的眼光和扎实的技术，在临床开展了许多脊柱外科最前沿的微创技术，并积累了丰富的治疗经验。他们在繁忙的临床工作之余，将这本书翻译出来与大家共享。

　　相信此书的出版将对喜欢脊柱微创技术的医生们提供很多帮助。

第三军医大学新桥医院骨科

前 言

微创脊柱外科在过去 10 年有了重大进展。技术和器械的飞速发展使得外科医生使用微创方法完成任何开放操作成为可能。然而,对于微创脊柱外科医生来说,如何理清复杂的手术决策过程是一项艰难的工作。本书将这种复杂的手术决策过程用一种通俗易懂的方式(流程图)呈现在读者面前,以揭示微创手术的实质。读者在每一章节的起始部分都会看到一个手术决策的流程图,然后讲解了在其他外科书籍中很少提及的微创外科手术技巧。本书涵盖了所有的微创脊柱手术技术,尤其是设专题介绍脊柱肿瘤、创伤和畸形的微创治疗。

Kern Singh

致 谢

感谢我的研究合作者——Matthew 和 Steven，对他们在本书编写过程中所做的工作和贡献所表示的感谢是难以用言语表达的。同时感谢印度 Jaypee Brothers Medical Publishers Ltd 在本书出版过程中的大力支持。

目 录

第 1 部分 颈 椎 1
  1 微创颈后路椎间孔切开减压术 3
  2 颈后路微创融合术 12

第 2 部分 胸 椎 23
  3 微创侧方胸膜后入路在胸椎间盘切除
    和椎体次全切的应用 25

第 3 部分 腰 椎 37
  4 微创腰椎间盘切除术 39
  5 经椎间孔腰椎椎间融合术 47
  6 侧路椎间融合术 61
  7 微创前路腰椎椎间融合术 71
  8 轴位腰椎椎间融合术 82

第 4 部分 微创手术器械 99
  9 脊柱微创手术器械——牵开器系统 101
  10 微创手术植入物选择及生物制品 113

第 5 部分 特殊专题 127
  11 专题 A：微创脊柱畸形矫正
     ——一种优化方法 129
  12 专题 B：脊柱创伤微创外科 142
  13 专题 C：微创脊柱肿瘤切除术 152

第 1 部分

颈 椎

1 微创颈后路椎间孔切开减压术
2 颈后路微创融合术

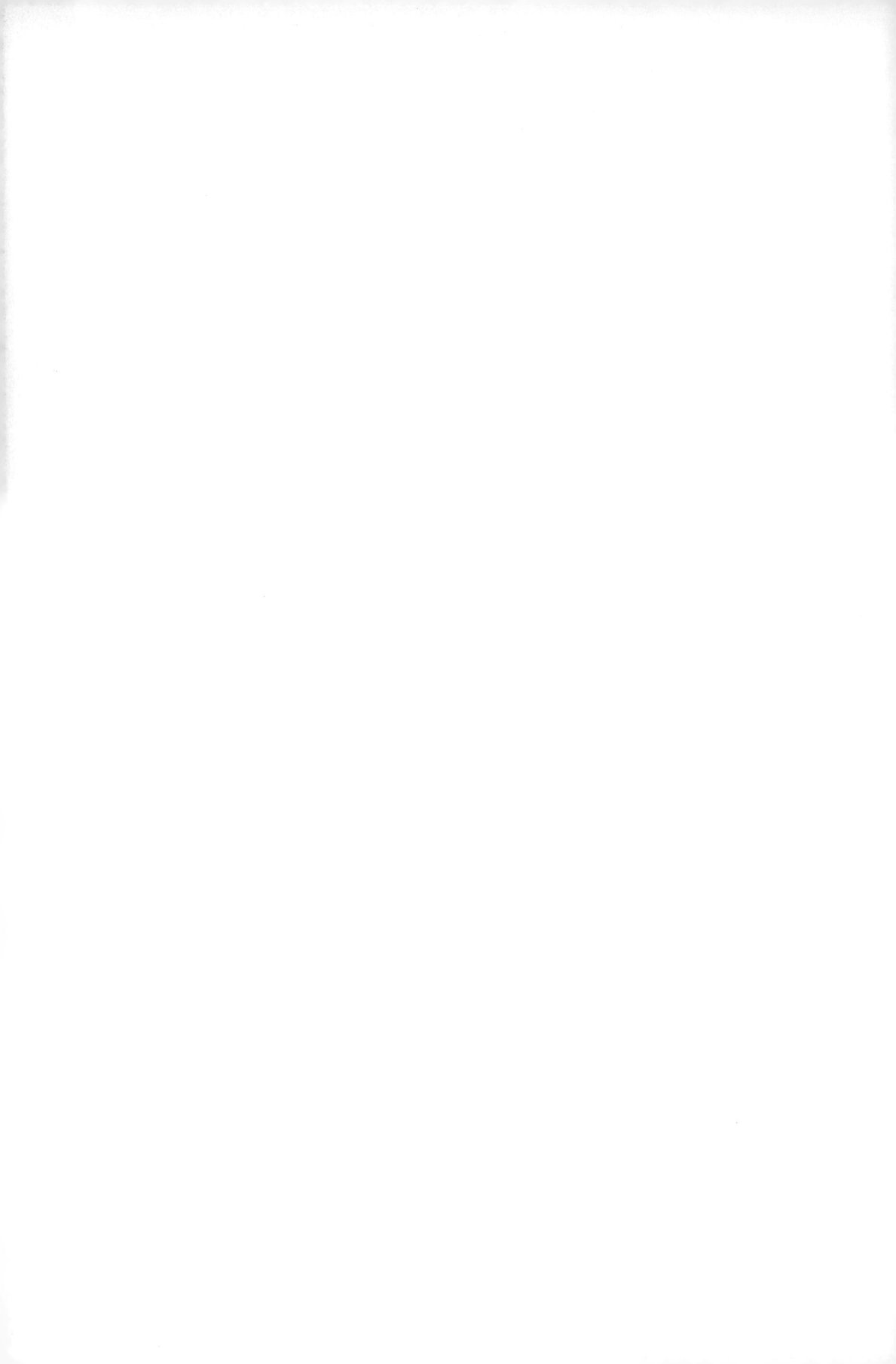

微创颈后路椎间孔切开减压术

作者：Matthew Oglesby，Steven J Fineberg，Kern Singh

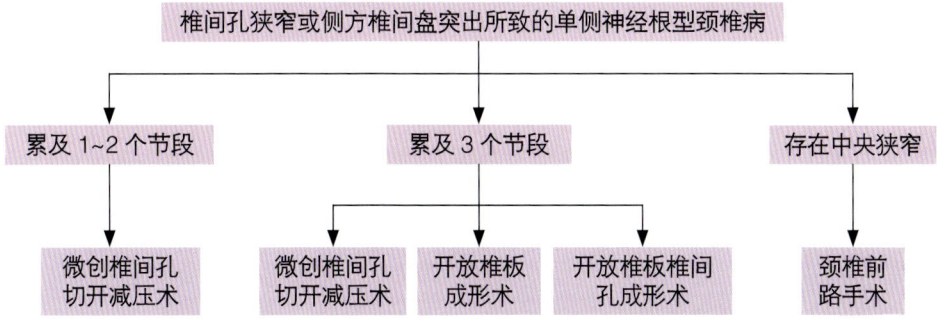

简介

微创颈后路椎间孔切开减压术（MIS PCF）是治疗神经根型颈椎病的一种确定术式。微创脊柱手术相对标准开放手术有着以下优势：减少医源性肌肉损伤，更小的皮肤切口，缩短手术时间，减少失血量，降低术后镇痛需求，缩短住院时间，以及更快的康复过程[1-6]。

患者评估

对一名行 MIS PCF 的患者进行评估时，详细的病史和体格检查是非常重要的。患者可以表现为上肢放射痛，肩部以及颈背部疼痛；疼痛性质为锐痛、刺痛、钝痛、酸痛或灼烧痛。常规影像学检查应该包括前后位及过屈、过伸侧位片，以排除隐藏的需要融合的颈椎不稳定病例。MRI 检查可评估患者的神经结构以及相关的椎间盘突出情况。椎间盘向侧方以及椎间孔突出是后路手术的理想指征，而靠近中央的椎间盘突出则不宜通过椎间孔切开减压术处理。

MIS PCF 的手术适应证包括：椎间孔狭窄或后外侧椎间盘突出所致的神经根型颈椎病，颈椎前路椎间盘切除融合术（ACDF）后持续的神经根性症状，以及禁忌前路手术的患者[7,8]。

手术体位

患者体位的选择有很多种，作者倾向于采用改良俯卧位，也可采用坐位[2,9~10]。全麻诱导后，用 Mayfield 三点式头架固定患者头部，拧紧头钉，头钉压力为 $4.2~5.6kg/cm^2$（60~80psi）[10]。然后患者取俯卧位并使其腿部弯曲，胸部垫高使其颈部轻微屈曲。保护好患者，手术床调至约 30°头高脚低位使颈椎平行于地面，并考虑到静脉回流而使头部高于心脏水平[2,9~10]（图 1-1）。当行下颈段手术时，可用胶带将患者肩部轻微压低固定以便术中透视。术者站在患侧，C 臂及显示器放置在对侧。牵开器连接臂固定于术者对侧的栏杆上。

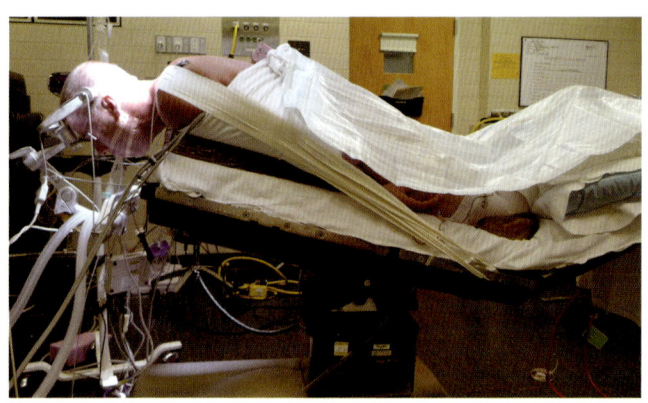

图 1-1　患者俯卧在一个常规手术床上，并用 Mayfield 头架轻微屈曲颈部

手术技巧

通过1枚脊椎穿刺针及侧位透视图像确定正确的手术节段。在手术节段中线旁5mm处做长15mm的切口[7,9~10]，用电刀向下切开肌筋膜层，并且筋膜层切口应与皮肤切口等长。切开筋膜层主要是为了放置逐级管状扩张器时可轻松通过，而不需要任何向下的力[9,11]。避免用暴力将扩张器穿过肌肉层，以防止小型扩张器因型号过小而刺入椎板间隙内[12]。在透视辅助下，置入逐级扩张器，并确保其停驻在正确节段不可移动[7]（图1-2，1-3）。当扩张器置入指定位置后，便可置入管状牵开器，并将其锁定在固定好的连接臂上。用电刀和髓核钳去除任何残留在侧块及小关节处的软组织（图1-4）。

用高速磨钻去除上位椎体下关节突的内侧1/3，直到可看见下位椎体的上关节突（图1-5）。上关节突（SAP）可用磨钻或者Kerrison椎板咬骨钳去除。上关节突是骨性压迫及侵犯椎间孔的主要原因。为了保护脊柱的稳定性，必须注意椎间关节复合体的切除不应超过50%[2,9,13]。在椎间孔切开过程中，由于去除了上关节突前侧皮质，常常可遇到硬膜外静脉丛，因此用双极电凝、骨蜡

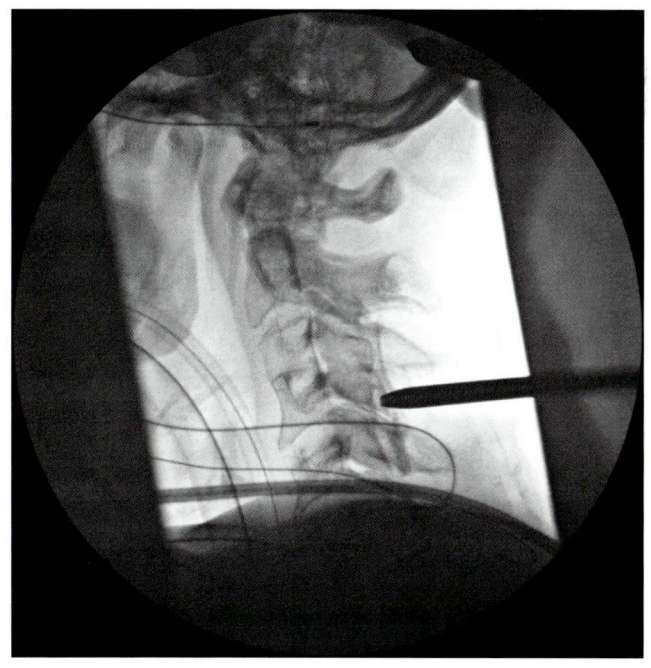

图1-2 术中透视确定初级扩张器的位置

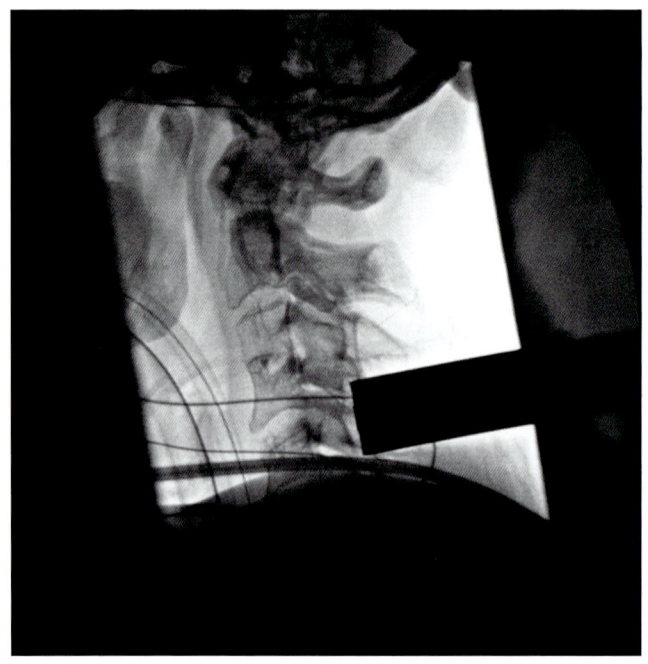

图 1-3 运用逐级管状扩张器分离椎旁肌,以减少肌肉损伤

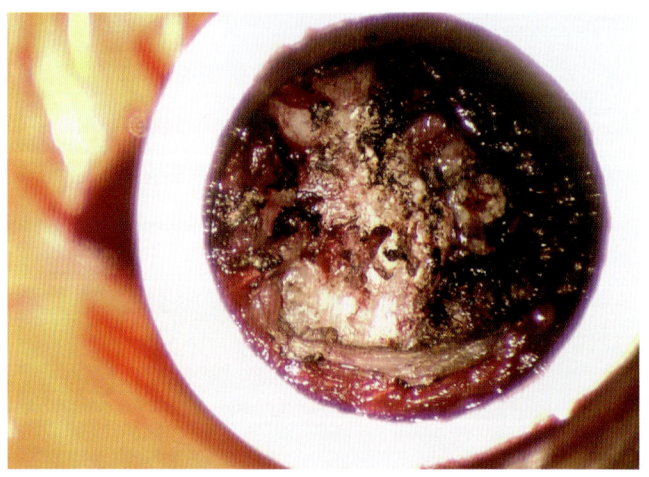

图 1-4 移除软组织直至可见椎间小关节和上位椎板下半部分。该图片的顶部代表中线,底部代表外侧,左边为头侧,右边为尾侧

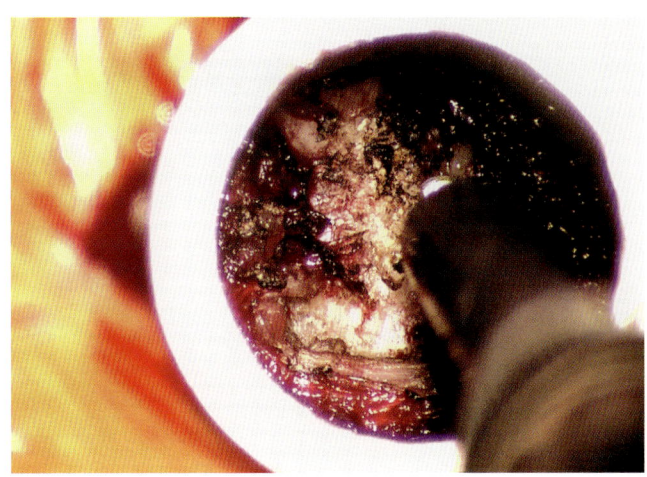

图1-5 使用高速磨钻去除上位椎体下关节突的内侧1/3

及促凝血海绵进行止血是非常重要的[12]（图1-6，1-7）。椎间孔切开完成以后，用1或2mm Kerrison椎板咬骨钳切除可识别的黄韧带[2,7]。将神经根用一钝性神经根拉钩小心地牵开后，即可看到突出的椎间盘。通常情况下，突出的椎间盘可用髓核钳摘除。随后反复评估神经根是否得到充分减压，当神经探子可轻易放入椎间孔时减压完成。充分冲洗切口，并且在关闭切口前仔细止血[2,7,9]。

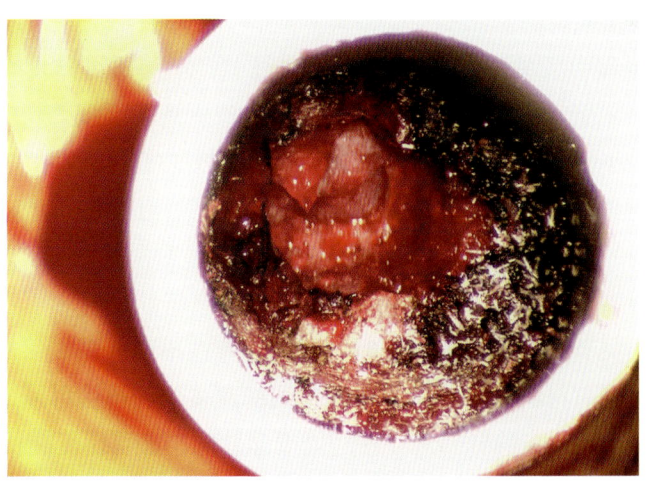

图1-6 通过电凝止血，清晰可见神经根走行于椎间孔

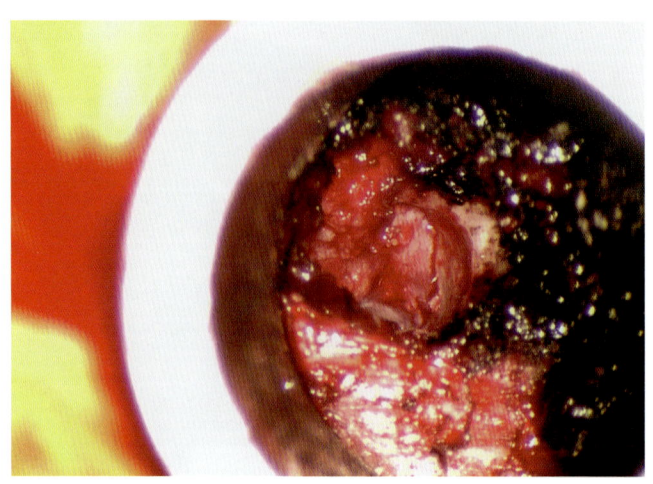

图 1-7　神经根出口放大图

MIS PCF 的优点、缺点及并发症

手术过错容易发生在两个阶段，即置入管状通道时和减压时。在置入逐级扩张器时，术者必须始终认识到椎板间隙的存在。如果扩张器不能顺利平稳地置入，必须避免过外或者过内插入。为了解决潜在的风险，可使用 Metz 剪刀钝性剥离筋膜及肌肉层。

在减压过程中，关节切除过多时（>50%），小关节可能发生功能不全。因为 MIS PCF 术野小，故术者应该用一 4 号神经剥离子触探管状牵开器侧缘以评估小关节大小。当估计应切除的范围时，应该小心避免剥离关节囊。资深术者更喜欢找到椎板—关节结合处作为预估关节切除范围的关键性标记[7]。正如前面所提到的，注意关节切除范围不超过 50% 是非常重要的，因为过度切除小关节可增加颈椎不稳的可能性，从而导致颈部疼痛[13~15]。

当切除小关节内侧和椎板外侧时，可出现骨性出血并模糊手术视野，此时可应用骨蜡和凝血材料进行止血。前面提到的改良俯卧体位可减少出血，这是因为头部轻微抬高利于静脉回流。神经周围静脉的出血可用促凝材料处理。

MIS PCF 的相关并发症有：表浅切口感染，脑脊液漏，硬膜撕裂，神经根损伤，颈椎不稳（关节切除 >50% 或者同一节段进行双侧切除）及脊髓损伤[14,16~19]。一般来说，硬膜损伤并不需要常规修复。一旦减压完成移除管状牵开器后，肌肉即可关闭死腔。紧密闭合筋膜层可防止脑脊液的任何外渗。

常见的神经系统并发症是短暂性神经根麻痹[18,20-21]。一种假设认为其继发于神经水肿，并发于先前缺血神经根的血管再生，并且通常累及 C5 神经根。典型的 C5 神经根麻痹出现于术后 24~48h。术后密切观察和影像学检查对排除病理压迫是非常重要的，大多数神经麻痹并不需要额外干预即可很快恢复。

结果

根据 Riew 等发表的一篇文献综述，颈后路椎间孔切开减压术可显著缓解疼痛，恢复上肢运动功能，并且相对其他方法可减少止痛药的使用以及更快的康复[14,19]。Jagganathan 的一项研究中的影像学结果表明，在 162 名行颈后路椎间孔切开减压术的患者中，92% 的患者的颈椎残障指数有了明显改善，而且经过平均 77.3 个月的随访，95% 的患者的症状均得到缓解[19,22]。通常，决定手术成功的因素是术前神经功能障碍的程度和症状持续时间的长短，神经损伤严重和症状持续时间长的患者会有更好的结果[14]。

结论

微创颈后路椎间孔切开减压术是一种治疗椎间孔狭窄或外侧型椎间盘突出的有效术式。与开放性手术相比，微创颈后路椎间孔切开减压术有着显著优势：减少术后疼痛和肌肉痉挛，缩短住院时间，减少手术失血量以及更少的切口感染[5,14,23]。该术式是一种治疗神经根型颈椎病的安全有效的方法。

参考文献

1. Çağlar Y, Bozkurt M, Kahilogullari G, et al. Keyhole approach for posterior cervical discectomy: experience on 84 patients. Minimally Invasive Neurosurgery. 2007;50:7-11.
2. Gust TD, Haynes NG, Arnold P. Microscopic posterior foraminotomy/laminotomy for nerve root decompression. In: Minimally Invasive Spine Surgery. New York: Informa Healthcare; 2007.
3. Hilton DL. Minimally invasive tubular access for posterior cervical foraminotomy

with three-dimensional microscopic visualization and localization with anterior/posterior imaging. The Spine Journal. 2007;7:154-8.
4. Kim KT, Kim YB. Comparison between open procedure and tubular retractor assisted procedure for cervical radiculopathy: results of a randomized controlled study. Journal of Korean Medical Science. 2009;24(4):649-53.
5. Tumialán LM, Ponton RP, Gluf WM. Management of unilateral cervical radiculopathy in the military: the cost effectiveness of posterior cervical foraminotomy compared with anterior cervical discectomy and fusion. Neurosurgical Focus. 2010;28:E17-E.
6. Winder MJ, Thomas KC. Minimally invasive versus open approach for cervical laminoforaminotomy. The Canadian Journal of Neurological Sciences. Le Journal Canadien des Sciences Neurologiques. 2011;38:262-7.
7. Celestre PC, Pazmiño PR, Mikhael MM, et al. Minimally invasive approaches to the cervical spine. Orthop Clin North Am. 2012;43(1):137-47,x.
8. Coric D, Adamson T. Minimally invasive cervical microendoscopic laminoforaminotomy. Neurosurgical Focus. 2008;25:E2.
9. O'Toole JE, Eichholz KM, Fessler RG. Posterior cervical foraminotomy and laminectomy. In: Ozgur B, Benzel E, Garfin S (Eds). Minimally Invasive Spine Surgery. New York, NY: Springer New York; 2009.pp.33-42.
10. Singh K, Vaccaro AR. Pocket Atlas of Spine Surgery. New York: Thieme; 2012.
11. Shields CS, et al. Anatomical approaches for minimally invasive spine surgery. In: Minimally Invasive Spine Surgery. New York: Informa Healthcare; 2007.
12. Mroz TE, Steinmetz MP, Riew KD. Minimally invasive posterior laminoforaminotomy/discectomy. In: Advanced Reconstruction: Spine. Rosemont IL(Ed). American Academy of Orthopaedic Surgeons; 2011.
13. Chang JC, Park HK, Choi SK. Posterior cervical inclinatory foraminotomy for spondylotic radiculopathy preliminary. Journal of Korean Neurosurgical Society. 2011;49:308-13.
14. Riew KD, Cheng I, Pimenta L, et al. Posterior cervical spine surgery for radiculopathy. Neurosurgery. 2007;60:S57-63.
15. Sciubba DM, Chaichana KL, Woodworth GF, et al. Factors associated with cervical instability requiring fusion after cervical laminectomy for intradural tumor resection. Journal of Neurosurgery. Spine. 2008;8:413-9.
16. Barakat M, Hussein Y. Anatomical study of the cervical nerve roots for posterior foraminotomy: cadaveric study. European Spine Journal. 2012;21:1383-8.
17. Campbell PG, Yadla S, Malone J, et al. Early complications related to approach in cervical spine surgery: single-center prospective study. World Neurosurgery. 2010;74:363-8.
18. Choi KC, Ahn Y, Kang BU, et al. Motor palsy after posterior cervical

foraminotomy: anatomical consideration. World Neurosurgery; 2011.
19. Jagannathan J, Sherman JH, Szabo T, et al. The posterior cervical foraminotomy in the treatment of cervical disc/osteophyte disease: a single-surgeon experience with a minimum of 5 years' clinical and radiographic follow-up. Journal of Neurosurgery. Spine. 2009;10:347-56.
20. Fourney DR, Dettori JR, Norvell DC, et al. Does minimal access tubular assisted spine surgery increase or decrease complications in spinal decompression or fusion? Spine. 2010;35:S57-65.
21. Nakashima H, Imagama S, Yukawa Y, et al. Multivariate analysis of C-5 palsy incidence after cervical posterior fusion with instrumentation. Journal of Neurosurgery. Spine; 2012.pp.1-8.
22. Fehlings MG, Gray RJ. Posterior cervical foraminotomy for the treatment of cervical radiculopathy. Journal of Neurosurgery. Spine. 2009;10:343-4.
23. Ruetten S, Komp M, Merk H, et al. Full-endoscopic cervical posterior foraminotomy for the operation of lateral disc herniations using 5.9-mm endoscopes: a prospective, randomized, controlled study. Spine. 2008;33:940-8.

颈后路微创融合术

作者：Michael Y Wang

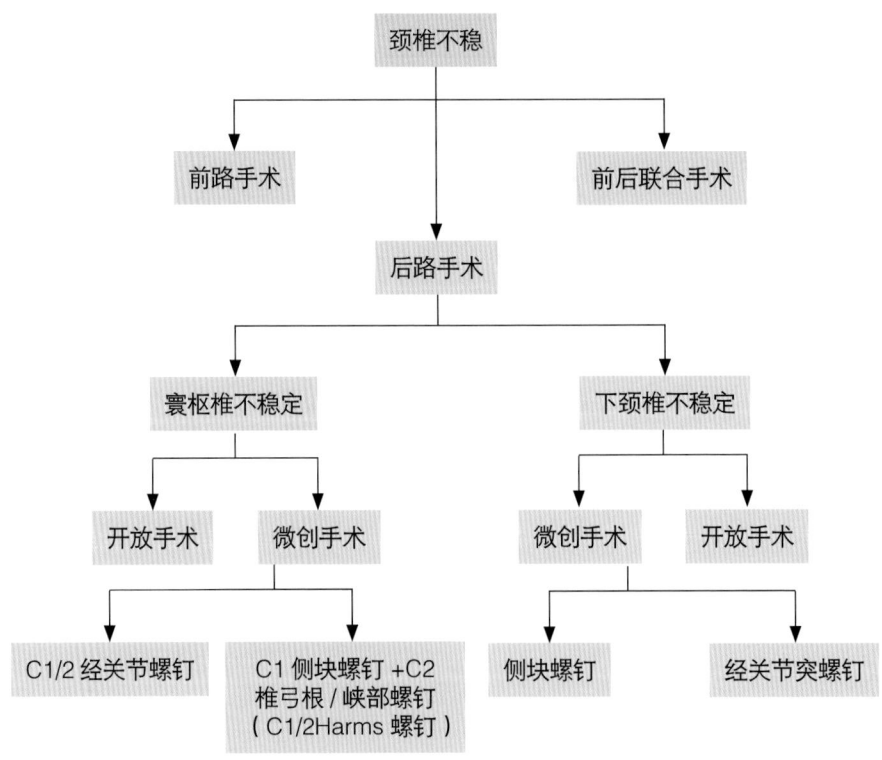

简介

颈后路融合术是一种非常有效的稳定脊柱的方法。这种方法不仅不受局部解剖的约束以处理各个颈椎节段，并且能为颈椎融合提供一个稳定的环境。目前颈后路融合术的主要融合部位为关节突及侧块，通常需要坚强内固定。这源于以下几个原因：①应用侧块螺钉固定下颈椎较为安全，并且并发症发生率较低；②在某些部位放置其他内固定更加复杂及危险，而在一些变异较多的部位（例如寰枢椎平面）放置内固定的风险更大并且存在假关节形成的风险；③术后的后凸畸形往往需要更加复杂的多期手术矫形。

然而，与颈后路减压手术一样，后路融合术的主要缺点之一是需要广泛软组织剥离以显露侧块和关节突，这可能导致大量出血、肌肉萎缩瘢痕化以及颈部疼痛[1,2]。随着微创手术技术不断发展，逐渐弥补了开放颈后路手术的不足。目前研究显示颈椎微创手术可以减少肌肉和软组织的破坏，并有减少手术出血、缩短住院时间、减轻疼痛、较快恢复工作及较低的远期后遗症发生率的潜在优势。本篇总结几种最近发展起来的可以实现这些目标的手术方法：C1 侧块螺钉、C2 经关节 / 峡部 / 椎弓根螺钉、下颈椎侧块螺钉及经关节突螺钉。

手术体位

在进行麻醉诱导和气管插管后，患者头部用 Mayfield 头架固定。应用 Mayfield 头架的优点是：①可精细地控制颈部位置，术中还可根据需要调整；②控制头部旋转；③术中坚强固定头部以免改变位置。在有严重狭窄的情况下，将患者置于匍匐动作体位以打开椎管（图 2-1）。减压后，颈部可以安全后伸恢复曲度。对于绞锁的关节突，在关节突钻孔后，进行轴向牵引以及屈曲，随后将颈椎放置于正常生理性曲度。对于 C1/2 半脱位的病例，在植入经关节螺钉之前必须调整颈部位置使 C1 与 C2 侧块对齐。

手术技巧

C1/2 经关节螺钉

Magerl 提出的 C1/2 经关节螺钉固定技术是对寰枢椎固定融合技术的改

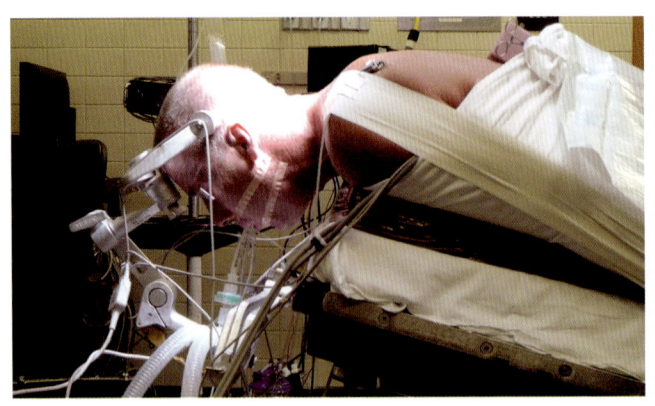

图 2-1　患者颈部轻度屈曲，呈匍匐姿态，使椎管轻度扩大

革[3]。标准的手术是经过 C1 和 C2 侧块穿过 C1/2 关节突植入螺钉。尽管这一技术并不提供融合，但是它确实提供了坚强内固定，此项技术通常需要在 2 个节段的椎板间植骨。由于螺钉放置的角度陡峭，通常需要经颈胸部的皮肤做一经皮隧道，沿着 C2 侧块的后表面将钻头放置到螺钉进钉点处。

由于这些限制因素，需要寻找一种放置经关节螺钉的微创入路。Holly 和 Foley 运用等中心 C 臂、无框架导航并在 C2 棘突处放置参考架，在尸体上对这一入路进行了探索。在这项研究中，他们在 3 具尸体上精确地放置了 6 枚 C1/2 经关节螺钉，没有任何横突孔、椎间孔或关节突关节的损伤[4]。

这一技术利用高精确性导航以避开重要的邻近结构（包括椎动脉、脊髓及 C2 神经根）。目前还没有仅依靠二维成像便能完成此技术的报道。该技术引起研究者对开放手术同样的思考。螺钉的进钉点是 C2 关节突的尾侧，稍微偏向关节突的中线。螺钉在矢状位上指向 C1 侧块以期尽可能多地进入骨质。螺钉隧道使得螺钉前端偏前，因此需要进钉点选择恰当，这很具有挑战性。在冠状面上螺钉一般要向中线偏斜 5°~10°，并穿过关节突间峡部。标准技术需要先在保护套或导针引导下钻入克氏针以帮助调整螺钉隧道。克氏针成功放置后，攻丝，然后放置 C1/2 经关节的拉力螺钉。

C1 侧块和 C2 钉棒系统

Goel[5] 首先提出侧块螺钉技术，随后由 Harms[6] 推广。Resnick[7] 描述了最常见的类型，由 C1 侧块螺钉和 C2 椎弓根螺钉组成，二者通过纵向连接杆相连。这一标准开放技术已经基本取代了其他的寰枢椎固定术，因为这一技术在解剖学上具有更大的可操作性并且实现了两节段的三维固定。

最近，可扩张通道已经被运用到此技术中。此技术最初由 Joseffer 的一例病例报道所描述，即一例齿突游离小骨伴颈椎不稳的患者，使用可扩张通道作为手术的唯一通路。他们依靠标准的导航技术，发现采用 C1 侧块螺钉和 C2 椎弓根螺钉的钉棒固定技术进行融合是有效的，并且在技术上是可行的[8]。这一成果在另外一篇报道中同样得到验证，他们用同样的固定方式固定 4 具尸体标本和 2 例患者，均获得满意效果[9]（图 2-2）。

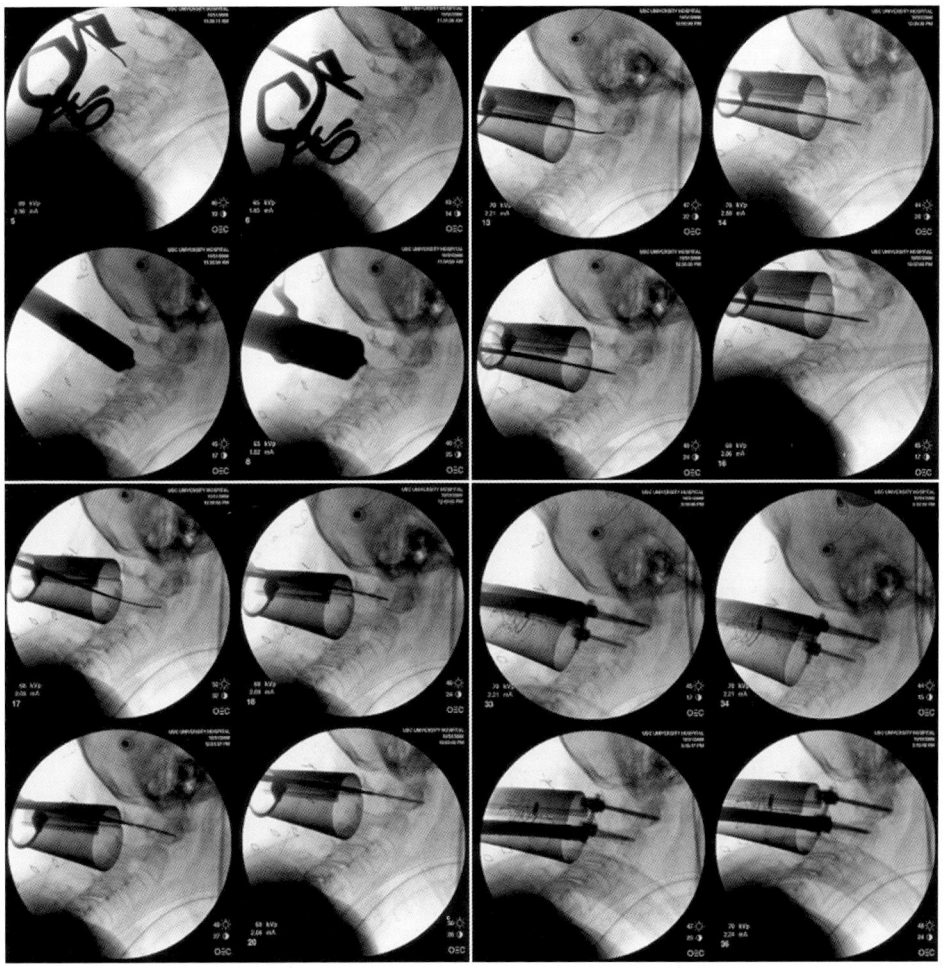

图 2-2 Taghval 等描述的 C1/2 钉棒系统固定
图片来源：Taghva A, et al. Minimally invasive posterior atlantoaxial fusion: a cadaveric and clinical feasibility study. World Neurosurg；2012

这项技术和开放手术非常相似，可以在没有影像导航的情况下进行。每一侧都放置可扩张通道以暴露C1/2关节突，这可以使手术者直接看到C1侧块螺钉进钉点表面的静脉丛。双极电凝处理表面静脉丛，这样随着C1侧块尾部的暴露就可以显露C1/2关节的关节突。随后在侧位透视引导下钻出钉道，方向指向C1前结节并向中线内倾10°。

　　C2峡部螺钉的植入方法与开放手术相似。进钉点在C2关节突尾端，中点稍偏外。在透视引导下，钉道在矢状平面上穿过C2峡部，内倾10°~20°，但是最好在通过通道直视椎弓根峡部的情况下进行。

　　因为螺钉都是通过后路植入，术者可以适当调整角度。矢状位上角度的调整可以在透视下进行。钉棒固定可以在通道帮助下通过类似开放手术的方法完成。

下颈椎侧块钉棒系统

　　通过可扩张通道进行颈椎侧块螺钉固定技术首先由迈阿密大学提出，主要用于创伤性颈椎关节突骨折及脱位的治疗[10]。随后Fong、Duplesis以及Wang的研究证实此项技术可安全有效地用于单节段及双节段颈椎融合手术[11,12]。这项技术本质上和开放手术是相同的，所以其假关节形成率低且内固定失败率也低。

　　通过宽胶布牵拉双侧肩部，尤其是需要透视下颈椎时。在透视受限的情况下，导航技术会有益处。在颈部侧方斜向放置一标志物，在X线上使得其平行于目标侧块关节突关节的中心，随后根据手术节段沿着中线标记皮肤切口。

　　背侧筋膜应充分切开，以使最小的扩张器可以在没有较大压力的情况下通过颈部肌肉，并到达关节突及侧块表面。Magerl技术最常使用，使得内固定在更上及侧方的位置植入。通过影像和触觉反馈可以安全地放置其他扩张器。作者通过16mm的扩张管道进行2个节段的融合手术。可扩张通道的使用可以使切口更小（图2-3）。如果扩张通道放置正确，那么椎板、关节突关节面以及侧块都可以清晰暴露。

　　光纤放大镜、内窥镜或者手术显微镜都适用于术中视野暴露。通常，需要使用电刀小心地剥离骨面的一层较薄的肌肉组织。如果需要复位绞锁的关节突，需要使用磨钻磨除下位侧块的部分上关节突。半脱位可以通过以下方法进行复位：①在关节面植入Penfield器械，然后提起或旋转以打开关节间隙；②助手

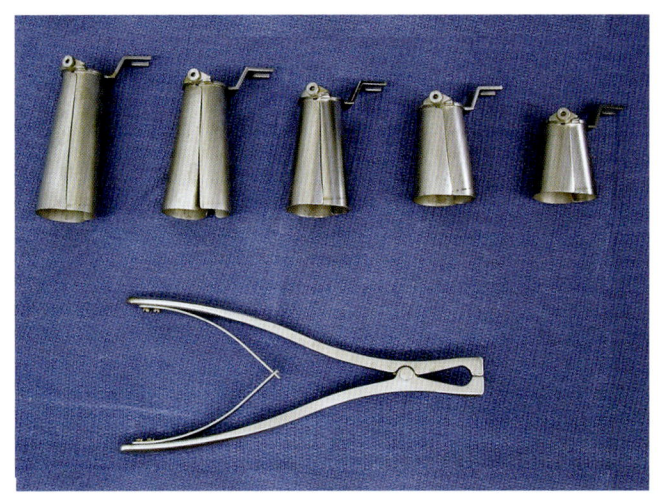

图2-3 颈椎后路融合常用的可扩张管状牵开器和器械

可以通过Mayfield头架进行轴向牵引并屈曲，随后进行过伸复位。

随后在透视辅助下按照开放手术操作植入螺钉。首先需要在侧块中心内侧1mm处确定进钉点，然后使用气钻在侧块上建立12~16mm长的钉道，钉道朝向头端及侧方并平行于工作通道的中心。球端探针探查钉道，直视下植入螺钉（图2-4）。

植骨床的准备需要在钉道确定后、内植物植入前完成，因为内固定的植入会影响手术视野。与开放手术一样，对暴露的所有骨面去皮质。将钉道钻孔时产生的骨碎块、自体髂骨或骨移植替代物等填塞在关节突处植骨融合是非常有帮助的。

标准侧块螺钉的直径为3.5~4.0mm，而且目前的侧块螺钉均是多轴的。如果使用了可扩张通道，一旦第一枚螺钉放置完成，为了达到满意的螺钉植入目的，则必须重新调整工作通道。软组织可能会影响暴露骨解剖标志，因此必须小心不能过分地提起通道的叶片。所有螺钉植入完成后，沿通道放置合适长度的纵向连接杆，然后从最上面的螺钉进行调整。如果在通道内可以看见所有的螺钉钉尾，连接杆就可以从头端向尾端调整放置。可扩张通道系统由于工作空间更大，因此适合在多节段融合手术中使用。

经关节突螺钉

另外一种节段间固定方法是经关节突螺钉，入路类似于腰椎的 Boucher 技术[13]。目前只有 Sehati[14] 从概念上描述过这一技术，其中包括一些在尸体上的操作经验和有限的临床报道[15]。因为此技术是螺钉直接穿过关节面的直线技术，所以不需要放置纵向连接杆。

中线切口根据手术节段确定。具体的通道路径需要根据关节面的角度来决定（见图 2-3）。关节面越水平，那么切口越要靠近头侧。对于中段颈椎的固定，手术切口可能定位于枕外隆突的下方（图 2-4）。在确定手术路径之后，需要切开部分深筋膜以便放置套筒，随后在透视下直接到达侧块中心（图 2-5）。在前后位 X 线影像上确定螺钉进钉点位于侧块上而不是椎板上非常重要。将克氏针依次穿过头端侧块的后方皮质、松质骨、腹侧皮质，然后进入关节间隙，而且需要进一步向尾端及侧方钻孔以便克氏针穿过尾端侧块。

一旦在 2 个平面上确认克氏针位置合适，用 2 个更小的空心松质骨钻进一步扩张钉道。钻的直径应等同于螺钉的螺杆直径。第二个钻直径等同于螺钉的螺纹直径，第二个钻仅穿过上位侧块。用这种方法，1 枚螺钉即可作为拉力螺钉而使 2 个脊柱节段更加靠近。随后，植入直径 7~10mm 的松质骨螺钉。作者已经通过应用空心松质骨螺钉（Synthes,Paoli, Pennsylvania）成功开展了这项技术。

缺点和并发症预防

微创侧块螺钉的主要缺点仍然是内固定的固定长度。目前，由于纵向连接杆放置困难，仅有单节段及双节段固定手术的报道。此外，因为软组织保护的限制，要实现坚强融合可能会受到限制，因此需要获得更大的背侧植骨床。

颈后路微创融合术的学习曲线陡峭。病变节段的显露往往在一定角度才能实现。因为此技术的主要目的是植入脊柱内固定,因此减压就会受到限制。此外，术中影像设备可保证周围的神经、血管不受损伤。目前此技术主要用于单节段或双节段的后路手术，以作为颈前路融合的补充。因此，标准的后路减压是不需要的，微创内固定仅用于颈前路融合的补充。

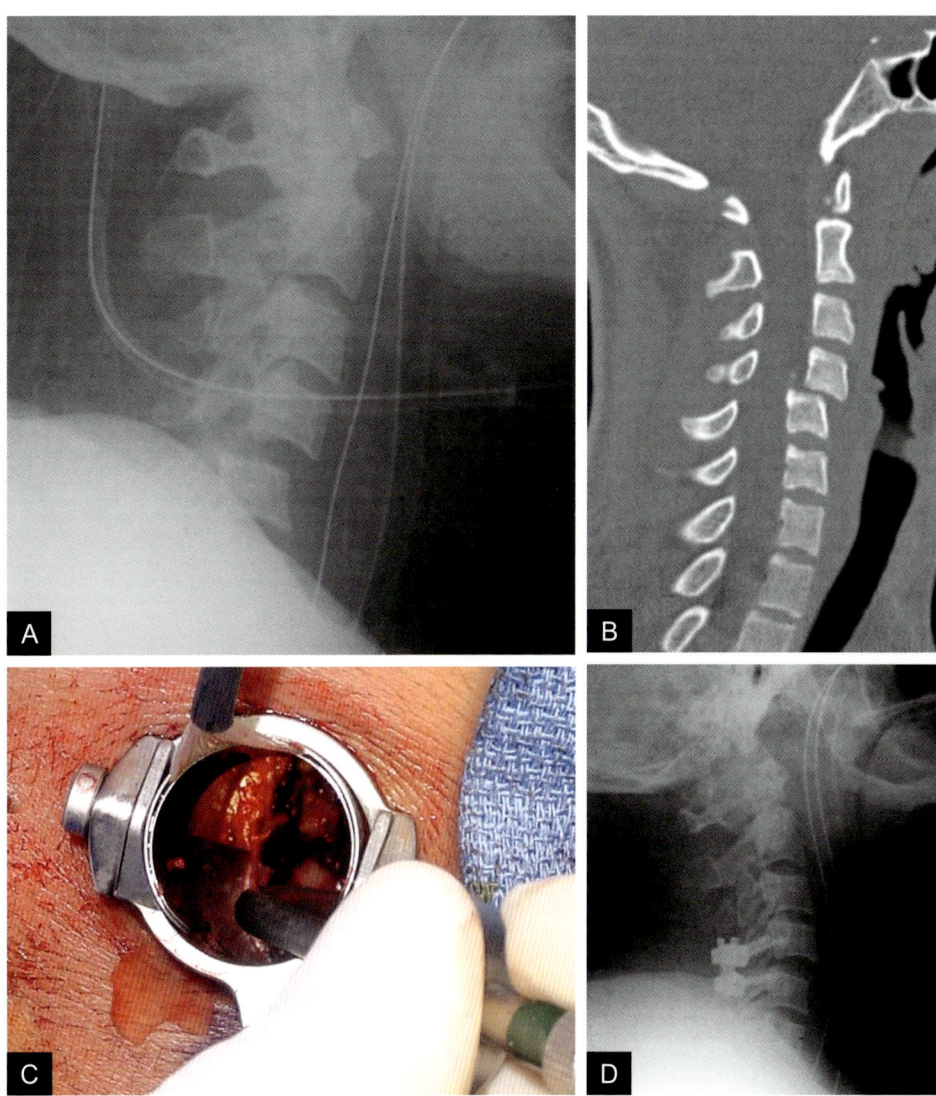

图 2-4 37 岁男性,跳入游泳池时颈椎受到轴向应力,导致患者出现 C3/4 双侧关节突关节脱位,图示为颈椎脱位的侧位 X 线片（A）、矢状位 CT（B）和术中所见（C），图 D 为微创钉棒（侧块螺钉）系统固定重建后的颈椎侧位 X 线片

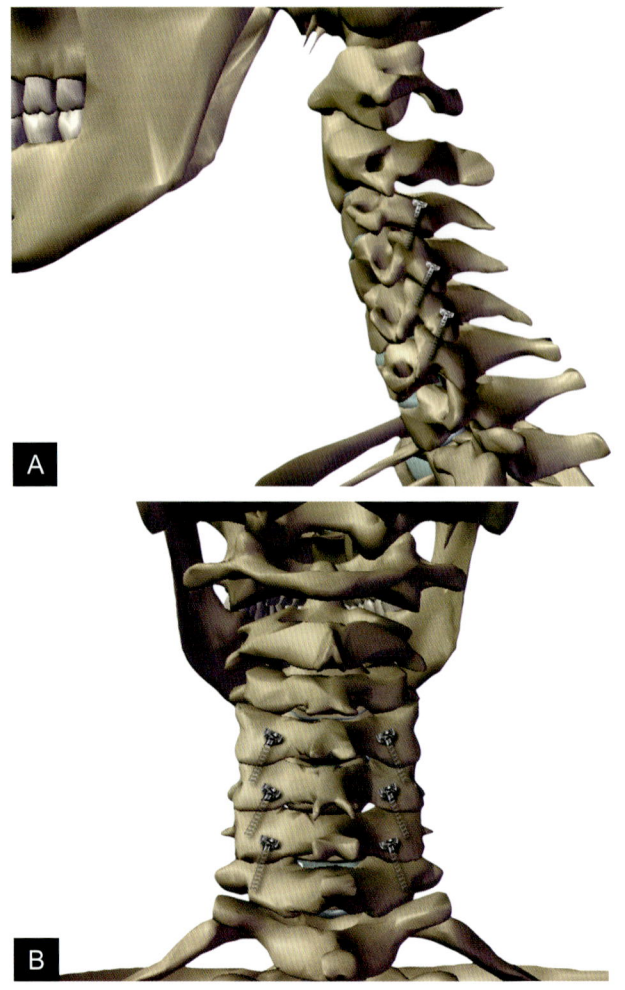

图 2-5 多节段颈椎经关节突螺钉的理想轨迹

结论

颈后路微创融合术有以下优势：减少软组织损伤、降低术后疼痛、减少术中出血。实时影像技术、电生理监护、脊柱内固定以及机器人技术的进步可以提升后路融合内固定技术。目前，颈后路微创融合术对于脊柱外科医生来说仍然是一项具有挑战性的技术。器械的限制、非全方位的显像以及陡峭的学习曲线使得这项技术目前仅用于后路单节段或双节段手术。

参考文献

1. Hosono N, Yonenobu K, Ono K. Neck and shoulder pain after laminoplasty. Spine. 1996;21:1969-73.
2. Wang M, Shah S, Green B. Clinical outcomes following cervical laminoplasty for 204 patients with cervical spondylotic myelopathy. Surg Neurol. 2004;62: 487-92.
3. Magerl F, Grob D, Seeman P. Stable dorsal fusion of the cervical spine (C2-T1) using hook plates. In: Cervical Spine. Kehr P, Weidner A (Eds). Vienna & New York: Springer-Verlag;1987. pp. 217-21.
4. Holly L, Foley K. Percutaneous placement of posterior cervical screws using three-dimensional fluoroscopy. Spine. 2006;31:536-41.
5. Goel A, Desai K, Muzumdar D. Atlantoaxial fixation using plate and screw method: a report of 160 treated patients. Neurosurg. 2002;51:1351-6.
6. Harms J, Melcher R. Posterior C1-C2 fusion with polyaxial screw and rod fixation. Spine. 2001;26:2467-71.
7. Resnick D, Benzel E. C1-C2 pedicle screw fixation with rigid cantilever beam construct: case report and technical note. Neurosurgery. 2002;50:426-8.
8. Joseffer S, Post N, Cooper P, et al. Minimally invasive atlantoaxial fixation with a polyaxial screw-rod construct: technical case report. Neurosurg. 2006;58:ONS375.
9. Taghva A, et al. Minimally invasive posterior atlantoaxial fusion: a cadaveric and clinical feasibility study. World Neurosurg; 2012.
10. Wang M, et al. Minimally invasive lateral mass screws for the treatment of cervical facet fracture dislocations. Neurosurg. 2003;52:444-8.
11. Fong S, DuPlessis S. Minimally invasive lateral mass plating in the treatment of posterior cervical trauma: surgical technique. J Spinal Disord. 2005;18:224-8.
12. Wang M, Levi A. Minimally invasive lateral mass screw fixation in the cervical spine: initial clinical experience with long-term follow-up. Neurosurg. 2006;58:907-12.
13. El Masry M, McAllen C, Weatherley C. Lumbosacral fusion using the Boucher technique in combination with a posterolateral bone graft. Eur Spine J. 2003; 12(4): 408-12.
14. Sehati N, Khoo L. Minimally invasive posterior cervical arthrodesis and fixation. Neurosurg Clin N Am. 2006;17: 429-40.
15. Ahmad F, Sherman J, Wang M. Percutaneous trans-facet screws for supplemental posterior cervical fixation: technical report. World Neurosurg; 2012.

第 2 部分

胸　椎

3 微创侧方胸膜后入路在胸椎间盘切除和椎体次全切的应用

微创侧方胸膜后入路在胸椎间盘切除和椎体次全切的应用

3

作者：*Steven J Fineberg, Matthew Oglesby, Kern Singh*

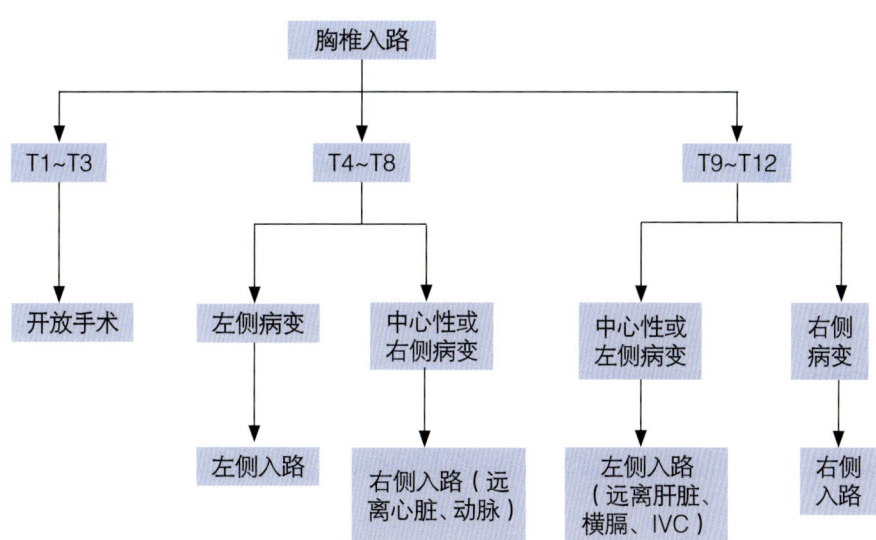

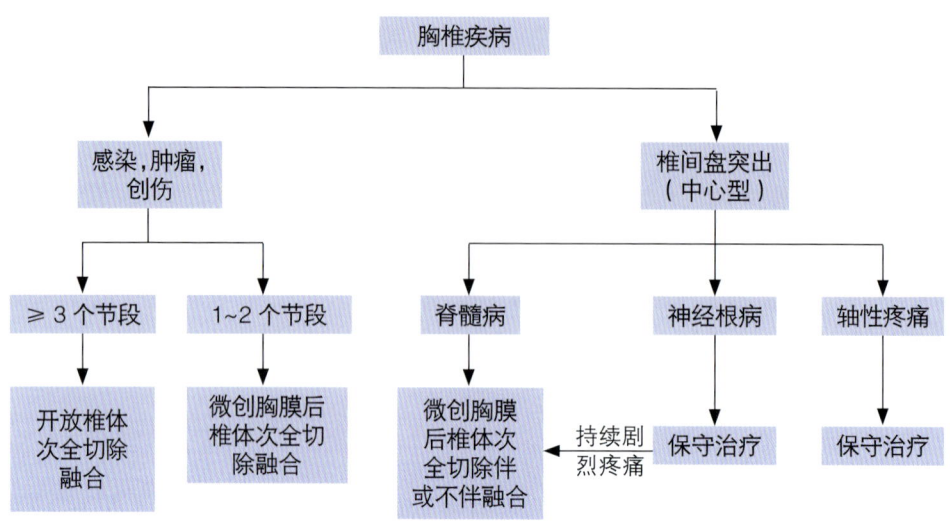

简介

当采用前路手术治疗胸椎疾病时，由于解剖结构的限制，使得该类手术处于进退两难的境地。文献中记载使用开放或胸腔镜方法有很高的并发症发生率[1,2]。近年来，脊柱微创手术使得所有的传统方法得到发展[3]。开放方法进入胸椎前方通常需要大范围胸廓切开，然后进入胸膜腔，手术过程中需要双管腔插管单侧肺通气以及术后胸管引流[4]。胸腔镜方法学习曲线长，而且需要昂贵的设备、单侧肺通气和胸管引流。胸腔镜手术后经常发生胸膜粘连，可能阻碍肺功能[1,4]。McCormick 发展和推广了侧方胸膜后入路进入胸椎前中柱的方法，其具有避免进入胸膜腔的优势[5]。改进后的微创侧方胸膜后入路使用了扩张管状牵开器系统，其在早期队列研究中作为替代方法具有优势，该技术允许直接暴露胸椎椎体且不需要广泛切开[1,2,4,6~8]。

适应证

胸椎间盘切除术和椎体次全切除术应用于感染（例如骨髓炎或椎间盘炎症），原发性或转移性肿瘤，不稳定的骨折，具有症状的大的椎间盘突出，以及前路椎体重建治疗脊柱畸形的病例[3,9]。约70%的脊柱转移瘤转移到椎体，所以因转移瘤造成的脊髓压迫大都发生在脊髓腹侧[10,11]。伴有椎体后缘骨折块的胸椎爆裂性骨折经常导致脊髓腹侧受压[6]。胸椎间盘突出的发病率比预想的要高。与颈椎间盘突出、腰椎间盘突出相比，胸椎间盘突出经常没有临床症状，在所有的有症状的椎间盘突出患者中，只有 0.25%~0.75% 发生于胸椎[12-15]。脊髓病患者也许会出现巨大胸椎间盘突出并伴有严重钙化，占据超过 40% 的椎管容积[16,17]。微创侧方胸膜后入路可应用于椎间盘切除、伴或不伴融合的椎体次全切除[18]。单独神经根病是单纯胸椎间盘切除术的相对适应证[14]。微创方法应用于胸椎椎体次全切除和融合最适用于 1~2 个节段[5,19]，然而已经有微创方法应用于 3 个节段的报道[4]。由于肩胛骨和肩胛带限制了侧方入路，上位胸椎的前方是一块很难到达的区域[3,11]，然而通过使上臂外展 90°~110°，该术式可以在高达 T3 的水平进行[4]。

肺功能条件差的患者可能在进行同侧肺塌陷和单侧肺通气时有困难，胸腔外入路的方法可以解决这一问题[3]。然而，前路开胸术、胸外伤或者胸管放置术、胸椎前路手术病史可能不合适使用胸膜后入路，为相对手术禁忌证[1]。

患者评估

患者是否适合采用微创胸椎间盘切除术和椎体次全切除术治疗取决于患者的疾病性质和位置。患者可能出现背痛、异常步态、下肢感觉运动失调，或者直肠、膀胱功能紊乱。患者有轴性背痛，感觉异常及麻木，也可伴有放射到单侧或双侧胸廓或者腹部皮节区的神经根痛[14]。术前肺功能检查非常重要，因为术前存在的肺疾病能够导致严重的术中或术后并发症。在所有胸椎病变的患者中，必须进行全面的感觉平面和末端肢体感觉运动功能的神经学检查。如果有神经功能缺陷，应该评估直肠功能和确认骶神经的完整性。术前检查应该集中在病变椎体节段，以及相关的解剖。心脏、大血管、横膈的位置是手术入路选择的参考。在上位胸椎，经常应用右侧入路，以避开主动脉弓和降主动脉。在下位胸椎，由于横膈和肝脏的存在，优先选择左侧入路。总的来说，病变侧决定手术入路，例如，发生在右半椎体的转移性肿瘤应该选择右侧入路。在上位胸椎，肩胛骨和肩胛带限制了侧方入路，使得该方法不适用于 T1~T3 水平[3,4]。

不稳定的爆裂性骨折患者应首先稳定生命体征，一旦稳定下来立即运往手术室[6]，在没有额外创伤的情况下，出现任何进展性神经损害的患者应立即进一步检查。在诊室或者急诊室，应拍摄全脊柱X线平片。如果涉及肿瘤或者感染，应该行强化MRI检查。转移瘤患者需要多元化的科学方法评估一般健康状况和预后，以及评估是否需要化疗和放疗。有限的生命预期是手术的相对禁忌证[4]。在患有骨髓炎或者椎间盘炎的患者中，在内固定手术之前，应该给予静滴或口服抗生素一段时间[4]。

手术体位

患者常规侧卧位固定于手术床上。根据病变部位，右侧入路（左侧卧位）更容易接近T4~T9椎体，左侧入路（右侧卧位）更容易接近T10~L2椎体[4]。将手术节段置于手术床上的返折部，如需要，将一个垫子垫在手术节段的位置使得病变脊柱节段处于最大屈曲位置[20]（图3-1）。腋窝下垫软垫避免臂丛损伤和手臂向前弯曲。骨盆和上胸廓用胶带固定，允许患者弯曲，但不能移动[20]。术者位于患者背侧，C臂的荧光屏及牵开器连接臂安置于患者腹侧。一般来说，管状牵开器的开放端朝向椎管/脊髓，可更清楚地看到受压的神经。

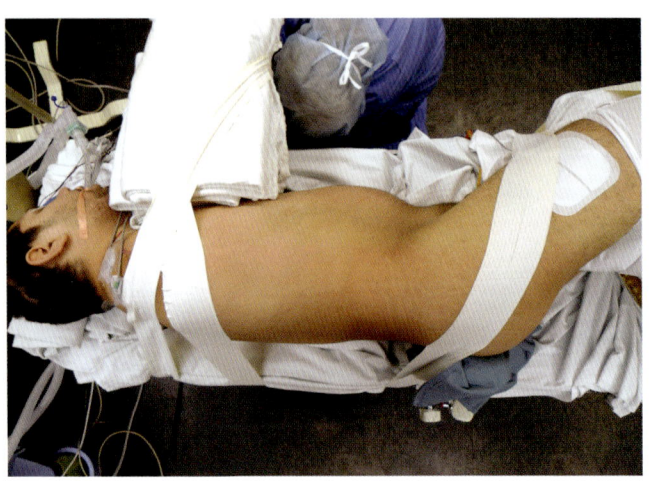

图3-1 患者侧卧于透视床上，胸部和骨盆垂直于手术床保持稳定

手术技巧

通过前后位（AP）及侧位透视确定手术节段,标记椎体前后缘[4]。在腋中线标记椎体位置,沿肋骨走行方向做一长3~4cm的切口。骨膜下剥离肋骨,分离下缘的神经血管束等（图3-2）。咬除覆盖在椎体上大约2cm的肋骨,作为自体移植骨保留（图3-3）[1,20]。暴露壁层胸膜,用棉棒、无损伤抓钳或者手指来扩大壁层胸膜与胸内膜之间的间隙[1,20]。到达侧椎体后在透视下通过以上空隙安置逐级管状牵开器[20]（图3-4）。将一个可扩张牵开器放置在扩张器上并固定在手术床边的牵开器连接臂上。椎体和上下方的椎间盘行骨膜下暴露,尽可能向前端烧灼或切除椎体节段性动脉[1,20]（图3-5）。尽可能地确定和切除对应脊椎的肋骨头和尾侧的椎体,以完全暴露椎体、椎弓根和相邻的椎间盘[9]。

使用高速磨钻和Kerrison咬骨钳去除椎弓根进入椎管,暴露硬膜囊侧方和神经根出口[1,9,19]。然后用带角度刮匙和髓核钳或Kerrison咬骨钳切除椎间盘。这时待切除椎体的边界清晰可见。然后使用高速磨钻、咬骨钳和刮匙行椎体次全切,保留椎体前部很薄的一部分与前纵韧带（ALL）[20]（图3-6）。若后纵韧带（PLL）不参与病理性压迫,要完整保留[9]。测量装置可以用来测量相邻椎体上方和下方的宽度以确定螺钉的长度[11]。调整可扩展钛笼的大小,填充自体骨并插入到缺损处,逐渐撑开至合适的高度[4,20]（图3-7）。用双杆将

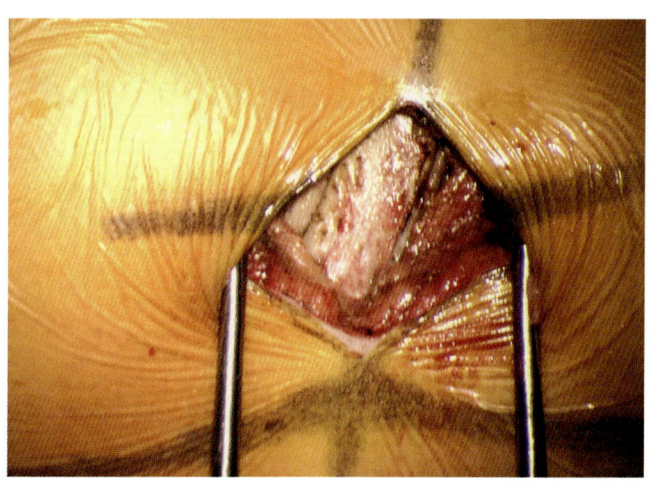

图3-2 照片显示暴露的肋骨。沿着肋骨下缘骨膜下分离肋间血管和神经。透视下确定并标记椎体的前缘与后缘

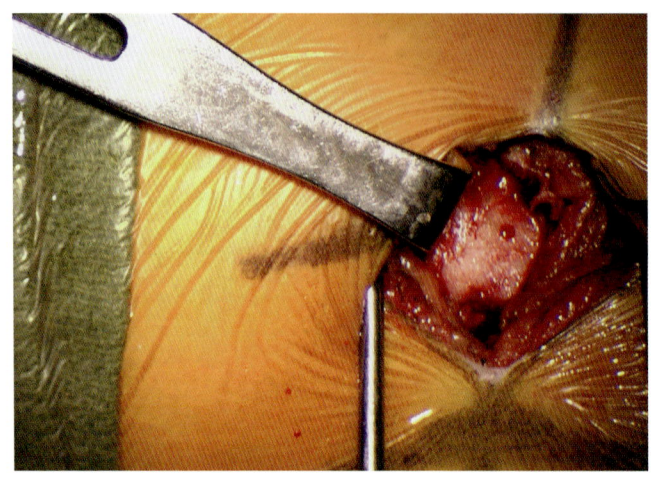

图 3-3 切除约 2cm 长的肋骨,可以看见壁层胸膜覆盖的肺组织

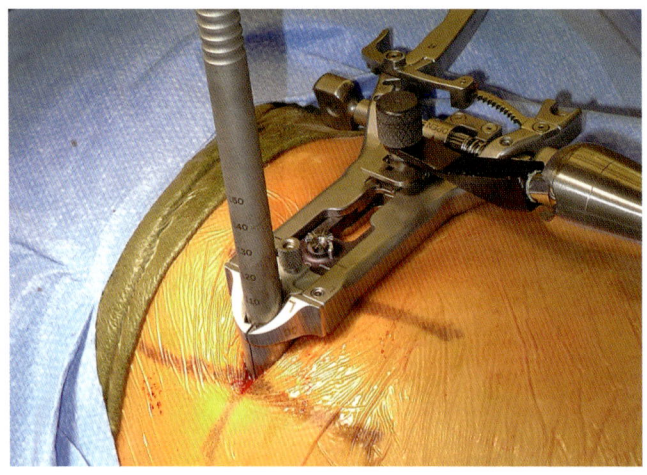

图 3-4 壁层胸膜与胸内膜间隙明确后,逐级放置套管将肺组织推向前方并暴露椎体侧方,沿着套管置入可扩张牵开器

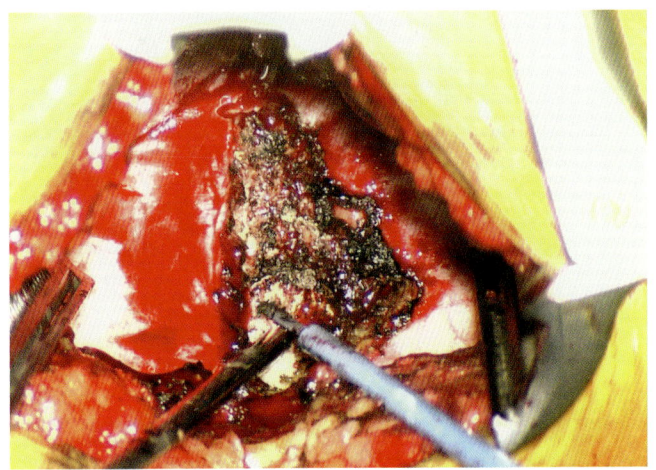

图 3-5 术中照片显示待切除的椎体

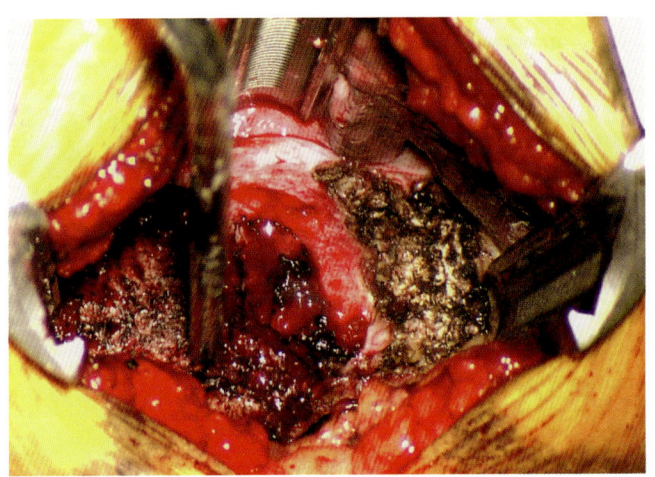

图 3-6 用刮匙、咬骨钳、磨钻行椎间盘切除术和椎体次全切。照片显示一部分椎体已被切除,在椎体次全切除的部位可见肿瘤。在照片的顶部前纵韧带(ALL)是完整的

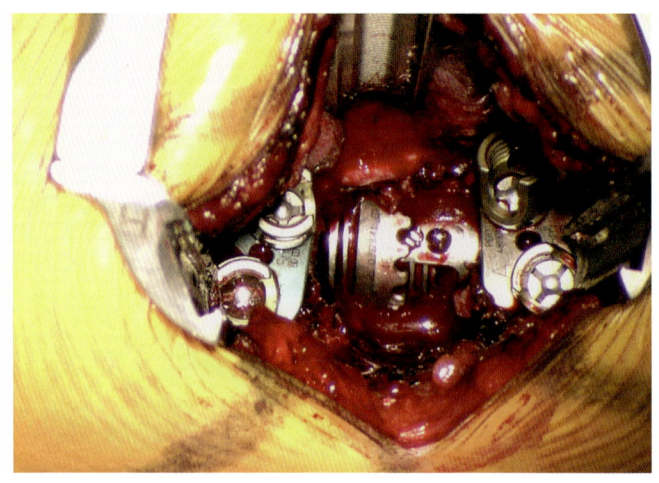

图 3-7 将可扩展钛笼放置在椎体切除缺损处，带垫片的螺钉分别植入上下相邻的椎体的侧方

带垫片的螺钉连接起来完成固定[20]。另外，也可以附加使用后路经皮钉棒系统固定，后路经皮椎弓根螺钉固定可在侧卧位完成或重新将患者俯卧位置于Jackson床上完成[2,6]。

微创技术的优点、缺点和并发症

在手术开始时，获取高质量的标准正侧位 X 线透视图像是必不可少的，若标记椎体边界不准确可导致扩张器放置位置不佳[20]。扩张器放置靠前可能导致误切除前纵韧带或损伤大血管。

电凝有时会造成节段性动脉出血。通过扩张器孔进行结扎很困难，止血剂和压迫止血能够有效止血[20]。在椎体次全切除前切除节段血管非常重要，否则椎体次全切时会大量出血[9]。椎间盘切除有助于辨别椎体前部和椎管的边界，应该先进行椎间盘切除再行椎体次全切[9]。残余的出血可以用骨蜡或明胶海绵控制[4]。

胸膜撕裂是最常见的并发症，Scheufler 调查发现 38 例患者中有 3 例发生（7.9%）[4]。然而，在开放手术和胸腔镜手术需要常规穿透胸膜和放置胸管。外科医生必须认识到气胸的风险，在手术结束时放置胸管或红色橡胶导管[20]。骨髓炎或转移性疾病的患者可有反应性胸膜增厚或胸膜种植，可导致筋膜间平面扭曲,增加胸膜撕裂的风险[1]。其他并发症与开放手术或内镜方法类似,包括感染、植入物松动、硬膜撕裂、肋间神经痛、术后肺不张、气胸或胸膜腔积液。

微创方法相对于胸腔镜的一个重要优势是直接到达胸椎前方椎体,且同时具有内窥镜手术的优势,即最小的失血量、较少的软组织分离、缩短住院时间、减少并发症和改善疼痛量表[6,8]。前路内固定有利于保持矢状面平衡,但这一点胸腔镜手术难以做到[6,21]。此外,单肺通气显著增加了麻醉风险,在老年患者或肺功能差的患者并不能耐受[4]。

结果

目前尚缺乏微创手术与胸腔镜或传统开放手术的数据比较,然而早期研究表明,这种微创技术对创伤、感染和肿瘤的治疗很有前景[1,4,6]。Smith 等报道了 52 例关于创伤性胸腰椎椎体爆裂骨折微创融合治疗的案例,其中 94.2% 的患者存在神经功能损伤。在 82.7% 的获得 1 年随访的患者中,根据美国脊髓损伤协会(ASIA)分类,所有患者都有显著的神经系统改善趋势[6]。Scheufler 对 38 例患者的系列研究显示,经过 1 年的随访研究, 10 例患有感染或骨折的患者中有 8 例(80%)成功融合,但在 28 例患有转移性肿瘤的患者中却只有 14 例(50%)成功融合[4]。2 项研究均发现使用微创方法可以显著缩短手术时间、减少出血、缩短住院时间[4,6]。此外,采用微创侧方胸膜腔后入路结合胸腰椎椎体次全切及椎体融合治疗的某些个案报道及小系列病例(3~4 例)报道均显示融合成功、手术时间短和失血量少[1,2,7,11]。

Moran 等报道了利用微创侧方胸膜腔后入路进行单纯髓核摘除术治疗 17 例由于巨大胸椎间盘突出引起脊髓症状的患者[18]。13 例患者症状改善,3 例患者无变化,1 例伴有多发病的患者术后并发肺炎死亡。这项研究的一个重要结果是行单纯髓核摘除术而不行脊柱融合的患者中没有出现神经功能恶化与术后脊柱不稳。

结论

尽管数据有限,但是采用微创侧方胸膜后入路的方法治疗由创伤、感染、肿瘤、椎间盘突出造成的脊髓腹侧压迫是很有前景的。通过传统开胸手术和开放后路方法进行椎体次全切除和椎间盘切除，并发症发生率较高。胸腔镜技术虽然可降低开放手术的并发症发生率，但仍需要胸腔内单肺通气和放置胸管。此外，前路内窥镜操作学习曲线陡峭并具有难度。微创方法的优点是可以直接进入前柱进行常规椎体次全切术，同时尽量减小切口和组织创伤。

参考文献

1. Uribe JS, Dakwar E, Cardona RF, et al. Minimally invasive lateral retropleural thoracolumbar approach: cadaveric feasibility study and report of 4 clinical cases. Neurosurgery. 2011;68:32-9; discussion 9.
2. Smith ZA, Li Z, Chen NF, et al. Minimally invasive lateral extracavitary corpectomy: cadaveric evaluation model and report of 3 clinical cases. J Neurosurg Spine. 2012;16: 463-70.
3. Karikari IO, Isaacs RE. Anterior thoracic approaches for disk disease, tumor, or trauma. In: Sandhu FA, Voyadzis JM, Fessler RG (Eds). Decision Making for Minimally Invasive Spine Surgery. New York: Thieme; 2011.pp.50-9.
4. Scheufler KM. Technique and clinical results of minimally invasive reconstruction and stabilization of the thoracic and thoracolumbar spine with expandable cages and ventrolateral plate fixation. Neurosurgery. 2007;61:798-808; discussion 9.
5. McCormick PC. Retropleural approach to the thoracic and thoracolumbar spine. Neurosurgery. 1995;37:908-14.
6. Smith WD, Dakwar E, Le TV, et al. Minimally invasive surgery for traumatic spinal pathologies: a mini-open, lateral approach in the thoracic and lumbar spine. Spine (Phila Pa 1976). 2010;35:S338-46.
7. Kim DH, O'Toole JE, Ogden AT, et al. Minimally invasive posterolateral thoracic corpectomy: cadaveric feasibility study and report of four clinical cases. Neurosurgery. 2009;64:746-52; discussion 52-3.
8. Payer M, Sottas C. Mini-open anterior approach for corpectomy in the thoracolumbar spine. Surg Neurol. 2008;69:25-31; discussion 2.
9. Yoon ST, Sanfilippo JA. Open transthoracic corpectomy/fusion. In: Wang JC (Ed). Advanced Reconstruction: Spine. Rosemont, IL: American Academy of Orthopaedic Surgeons; 2011.pp.331–8.
10. Schaberg J, Gainor BJ. A profile of metastatic carcinoma of the spine. Spine (Phila Pa 1976). 1985;10:19-20.
11. Keshavarzi S, Park MS, Aryan HE, et al. Minimally invasive thoracic corpectomy and anterior fusion in a patient with metastatic disease: case report and review of the literature. Minim Invasive Neurosurg. 2009;52:141-3.

12. Brown CW, Deffer PA, Akmakjian J, et al. The natural history of thoracic disc herniation. Spine (Phila Pa 1976). 1992;17:S97-102.
13. Niemelainen R, Battie MC, Gill K, et al. The prevalence and characteristics of thoracic magnetic resonance imaging findings in men. Spine (Phila Pa 1976). 2008;33:2552-9.
14. Shah RP, Grauer JN. Thoracoscopic excision of thoracic herniated disc. In: Vaccaro AR, Bono CM (Eds). Minimally Invasive Spine Surgery. New York: Informa Healthcare; 2007.pp.73-80.
15. Anand N, Regan JJ. Video-assisted thoracoscopic surgery for thoracic disc disease: classification and outcome study of 100 consecutive cases with a 2-year minimum follow-up period. Spine (Phila Pa 1976). 2002;27:871-9.
16. Barbanera A, Serchi E, Fiorenza V, et al. Giant calcified thoracic herniated disc: considerations aiming a proper surgical strategy. J Neurosurg Sci. 2009;53:19-25; discussion 6.
17. Hott JS, Feiz-Erfan I, Kenny K, et al. Surgical management of giant herniated thoracic discs: analysis of 20 cases. J Neurosurg Spine. 2005;3:191-7.
18. Moran C, Ali Z, McEvoy L, et al. Mini-open retropleural transthoracic approach for the treatment of giant thoracic disc herniation. Spine (Phila Pa 1976); 2012.
19. Ogden AT, Eichholz K, O'Toole J, et al. Cadaveric evaluation of minimally invasive posterolateral thoracic corpectomy: a comparison of 3 approaches. J Spinal Disord Tech. 2009;22:524-9.
20. Singh K, Vaccaro AR. Pocket Atlas of Spine Surgery. New York: Thieme; 2012.
21. Sasso RC, Renkens K, Hanson D, et al. Unstable thoracolumbar burst fractures: anterior-only versus shortsegment posterior fixation. J Spinal Disord Tech. 2006; 19:242-8.

第 3 部分

腰 椎

4 微创腰椎间盘切除术
5 经椎间孔腰椎椎间融合术
6 侧路椎间融合术
7 微创前路腰椎椎间融合术
8 轴位腰椎椎间融合术

微创腰椎间盘切除术

作者：Kasra Ahmadinia, Frank M Phillips

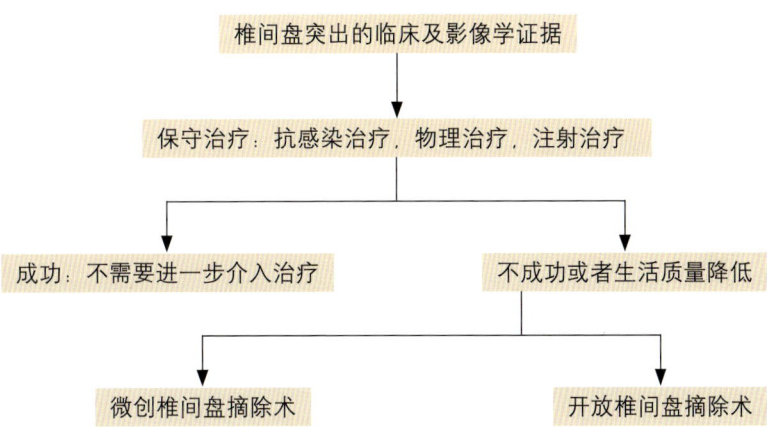

简介

腰椎间盘突出症是很普遍的，世界范围内有数百万人罹患此病[1]。椎间盘突出在腰椎退变早期出现，是由纤维环破裂引起的[2]。椎间盘突出的分型有形态学特点分型（膨出、突出、脱出）和解剖位置分型（中央型、侧隐窝型、椎间孔型及极外侧型）[2]。

椎间盘突出的自然病史是普遍认同的[4]，对于严重的或逐渐加重的神经功能损伤、持续性疼痛和保守治疗失败的患者需要外科干预。1934年第一例腰椎间盘突出症手术成功完成[5]，自那时起外科技术就开始向切口更小和创伤更小发展。切开治疗腰椎间盘突出症是目前的金标准，然而这项技术对椎旁肌肉组织的损伤一直备受关注。医源性的从中线分离韧带起点、肌肉回缩、肌肉结构受损可导致肌肉萎缩[6-8]。肌肉萎缩将降低肌肉的收缩力甚至有潜在改变脊柱生物力学的可能性[9]。

针对传统手术相关的肌肉损伤，出现了微创通道下显微椎间盘切除术（MIS discectomy）[10]。最近的关于传统开放椎间盘切除术和微创通道下椎间盘切除术的研究已经表明微创技术是安全和有效的[11-13]。

患者评估

患者在施行微创椎间盘切除术之前必须进行详尽的病史询问和体格检查。已有过中线腰椎手术病史的患者可以通过旁正中微创入路来躲避瘢痕组织。在影像学方面，常规的前后位和侧位 X 线片应该可以发现任何脊柱骨性结构的异常，而这种异常可能使术中定位更具挑战性（例如骶椎腰化、隐性脊柱裂）。术前 MRI 可以更好地阐明椎间盘突出的特点和解剖位置，提高术中定位的效率。

手术体位

患者俯卧于 Jackson 手术床上。要注意确保所有的骨突部位都被垫好。上臂外展 90° 并且肘部屈曲 90°。垫起肘关节以保护尺神经。手术中腹部是悬空的以防止静脉充血。术者位于患侧。通道连接臂和 C 臂置于对侧。

手术技巧

C 臂透视检查可以用来准确地确定皮肤切口的位置。在患侧于中线旁 1.5cm 垂直做一 1cm 长切口。电刀仔细分离皮下组织和深筋膜。

用初级扩张器来确定适当的进入位置。在正位图像上看，最恰当的置入位置是上位椎板的下部棘突旁边的空间（图 4-1）。侧面图像上扩张器的方向应该平行于椎间隙（图 4-2）。确定适当的插入位置后，插入逐级扩张器。当最大的扩张器放置到位时，管状牵开器位置随即确定，并且用连接臂固定在手术

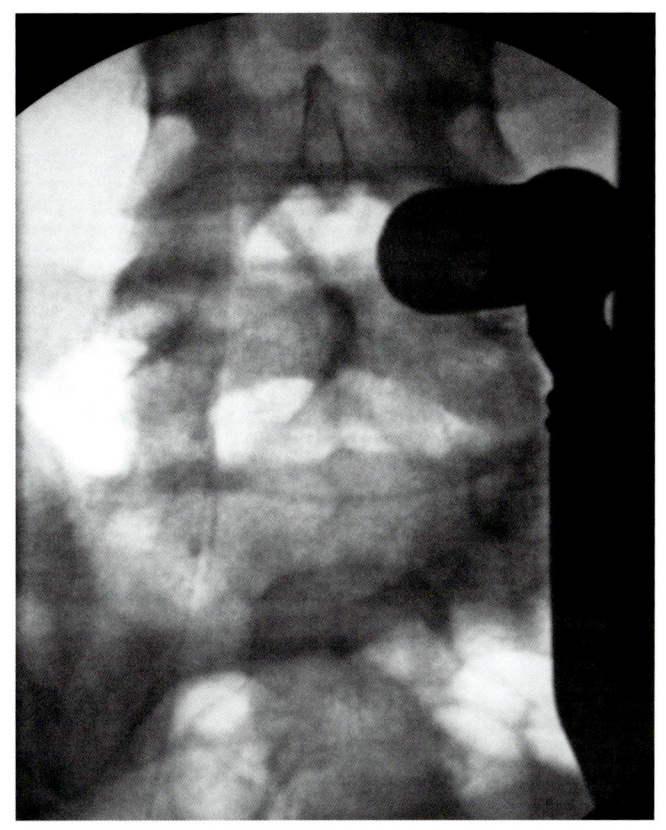

图 4-1 初级扩张器位于上位椎板的下部椎间隙

床上。

为了安全彻底地减压，必须通过牵开器通道来获得充足的视野。用电刀去除覆盖的肌肉，确认上位椎板的下部、椎板间隙和小关节（图 4-3）。用髓核钳去除黄韧带上的软组织。确认解剖结构，充分暴露视野。

用高速磨钻磨除上位椎板的下部分（图 4-4）。显露黄韧带近端附着部，用 Kerrison 咬骨钳分离并咬除黄韧带。移除黄韧带后暴露硬膜囊。用高速磨钻去除部分椎间关节便于进入椎间隙。

轻柔地向内侧牵拉神经根显露椎间盘。用双极电凝处理附着于椎间盘上的血管并且用 15 号尖刀将纤维环刺一个孔。用髓核钳咬除松散的髓核碎片。继续行间盘切除术直至相应椎间孔的出行神经根获得充分减压。

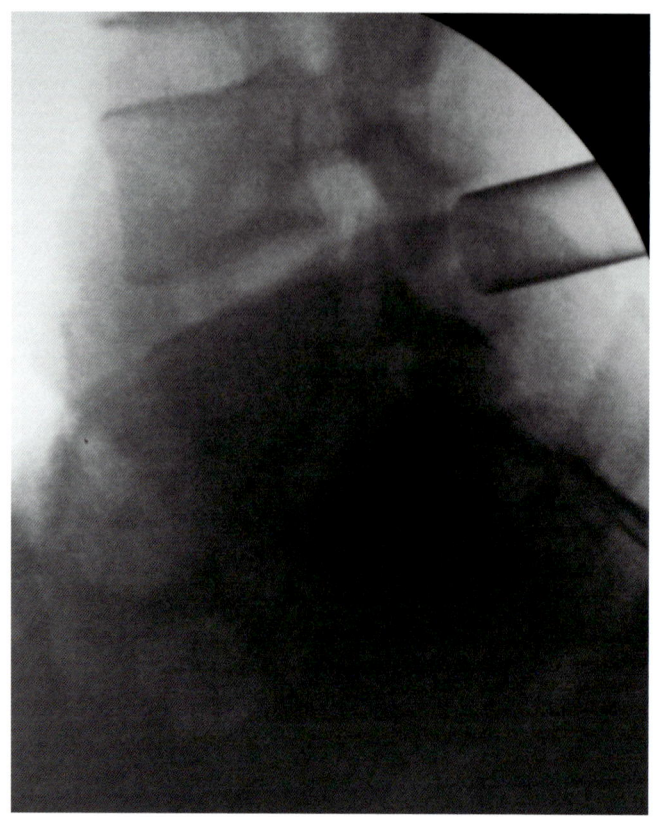

图 4-2 在侧位透视上,扩张器应该平行于椎间隙

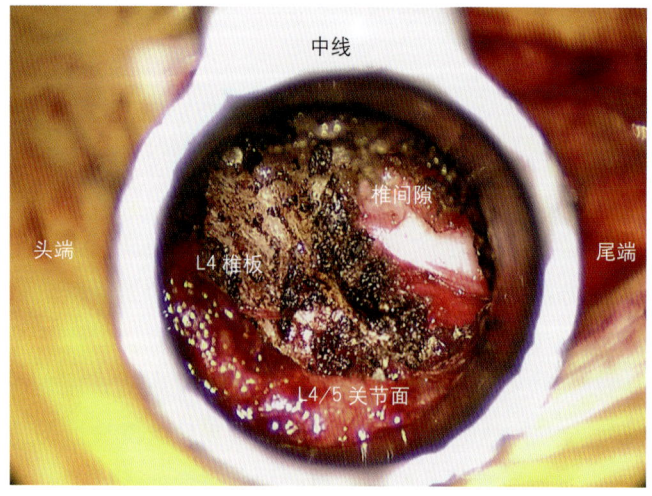

图 4-3 上位椎板的下部(左侧)和椎间隙的术中显露

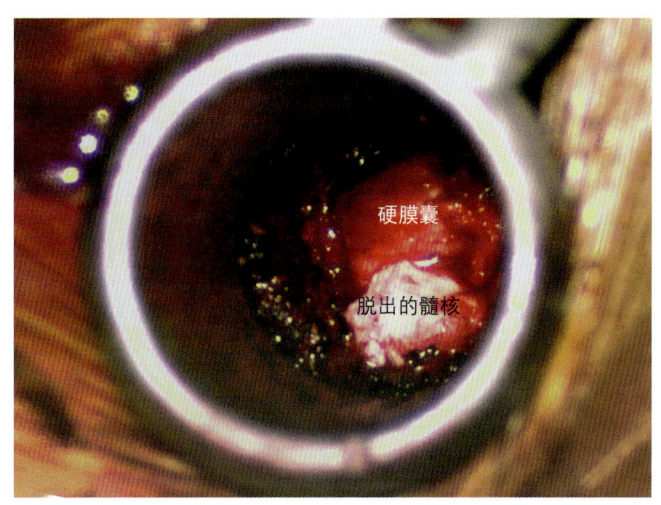

图 4-4　上位椎板的下部切除后的术中观，可见脱出的髓核严重压迫出行神经根和硬膜囊

极外侧椎间盘突出

对于极外侧椎间盘突出，出行神经根在椎间孔外侧受影响。上述标准的半椎板切开术在极外侧椎间盘突出的治疗中无法提供足够的手术视野。皮肤切口距离中线需要更远（4cm）。切开皮肤和筋膜，然后在峡部的外侧和下位横突交界处置入牵开器。

下位横突确认后分离横突间的筋膜。出行神经根确认后轻轻向上牵引（图4-5）。肌电图探针有助于确认在肌肉内的神经根。用髓核钳取出致压椎间盘。如果存在椎间孔狭窄，可以采用从外向内的方法进行椎间孔扩大术。用 Kerrison 咬骨钳去除椎间孔及椎间孔外的骨赘，从而使出行神经根彻底减压。

优点

脊柱微创手术需要一定的学习曲线，掌握常规手术理论和技术基础对学习脊柱微创手术十分有帮助。微创椎间盘切除术需要准确置入管状撑开器。精确地在正侧位放置通道才能保证准确到达椎板间隙和椎间盘。准确置入能够节省手术时间，同时降低放置通道失败使术者产生的"挫败感"。

在减压手术之前明确骨骼解剖在预防术中并发症方面十分重要。如果骨骼

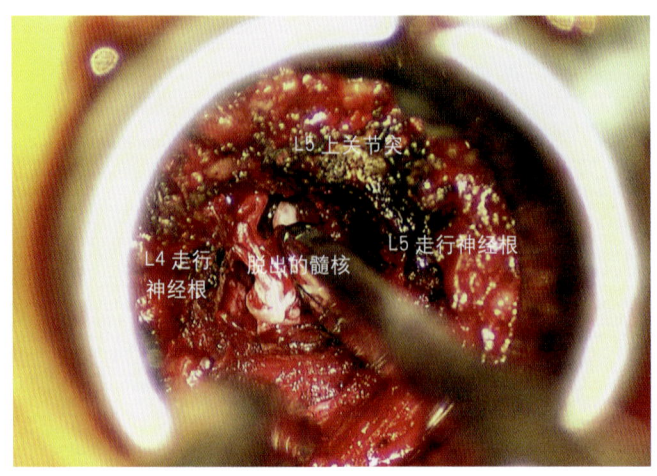

图 4-5 极外侧椎间盘切除时的术中解剖

解剖不明确，有损伤椎弓峡部和小关节的风险，最终导致医源性脊柱不稳。

为了减少术后神经损伤的风险，术者在处理神经根时操作要轻柔。轻柔地牵拉神经根通常能够提供足够术野。轻柔地释放牵拉的神经根同样重要。术者应该尽量缩短术中牵拉神经根的时间，当不在椎间盘空间进行操作时应当释放牵拉的神经根。

潜在的缺点

成为一个优秀的微创外科医生需要很长的学习曲线[14]。最开始的困难是通道下立体解剖感丧失。必须对三维解剖有透彻的理解认识，才能避免像减压不彻底这样的并发症出现。

不管用哪种方式做椎间盘切除术，椎间盘突出复发都是一种潜在的并发症。对开放和微创椎间盘切除术后椎间盘突出复发的发生率的研究表明，2种手术的椎间盘突出复发率均为5%~10%[15~19]。

微创椎间盘切除术的另一种潜在的并发症是硬膜破裂。如果硬膜破裂，在通道下进行直接缝合修补是很困难的。脑脊液漏的传统治疗是使用封堵剂，如生物蛋白胶和补片，并卧床休息24h。如果硬膜破裂很小，不需要应用任何封堵剂。椎旁肌肉复位填塞死腔并严密缝合能预防脑脊液漏[20]。

结果

多个随机对照试验对传统开放椎间盘切除术和微创椎间盘切除术进行比较。研究表明，微创技术在治疗腰椎间盘突出症方面是安全有效的。Righesso 等对 40 名患者进行随机研究，发现微创椎间盘切除术和传统开放椎间盘切除术没有明显临床差异[13]。作者发现行微创椎间盘切除术的患者住院时间更短。Ryang 等随机对 60 名患者的研究发现 2 种方法的临床结果和并发症发生率没有差异[12]。Brock 等的随机试验也证明传统开放椎间盘切除术和微创椎间盘切除术的并发症发病率没有差异，但是微创组明显减少了镇痛药物的使用[21]。

结论

腰椎间盘突出症是常见病，会在很大程度上影响患者的生活质量。传统的后路椎间盘切除术损伤椎旁肌肉组织。微创椎间盘切除术能够减少椎旁肌肉的损伤，同时能够安全充分的减压。微创技术能够缩短住院时间，减少出血，减轻术后疼痛。然而在学习初期并发症可能较高，外科医生的经验对椎间盘切除术的安全性和有效性至关重要。

参考文献

1. Konstantinou K, Dunn KM. Sciatica: review of epidemiological studies and prevalence estimates. Spine. 2008;33(22):2464-72.
2. Bono C, SA. Lumbar Disc Herniation. In: GS Herkowitz H, Rothman-Simeone: The Spine;2011.pp.911-34.
3. Sprengler DM, Ouellette EA, Battie M, et al. Elective discectomy for herniation of a lumbar disc: additional experience with an objective method. J Bone Joint Surg Am. 1990;72:320-7.
4. Weinstein JN, Tosteson TD, Lurie JD, et al. Surgical vs nonoperative treatment for lumbar disk herniation. The Spine Patient Outcomes Research Trial (SPORT): a randomized trial. JAMA. 2006;296:2441-50.
5. Mixter WJ, Barr JS. Rupture of the intervertebral disc with involvement of the spinal canal. N Engl J Med. 1934;211:210-5.
6. Rantanen J, Hurme M, Falck B, et al. The lumbar multifidus muscle five years after surgery for a lumbar intervertebral disc herniation. Spine (Phila Pa 1976).

1993;18:568-74.
7. Gejo R, Matsui H, Kawaguchi Y, et al. Serial changes in trunk muscle performance after posterior lumbar surgery. Spine (Phila Pa 1976). 1999;24:1023-8.
8. Datta G, Gnanalingham KK, Peterson D, et al. Back pain and disability after lumbar laminectomy: is there a relationship to muscle retraction? Neurosurgery. 2004;54:1413-20.
9. Granata KP, Marras WS. An EMG-assisted model of loads on the lumbar spine during asymmetric trunk extensions. J Biomech. 1993;26:1429-38.
10. Foley KT, Smith MM. Microendoscopic discectomy. Tech Neurosurg. 1997;3:301-7.
11. Arts MP, Brand R, van den Akker ME, et al. Leiden—The Hague Spine Intervention Prognostic Study Group (SIPS). Tubular diskectomy vs conventional microdiskectomy for sciatica: a randomized controlled trial. JAMA. 2009; 302:149-58.
12. Ryang YM, Oertel MF, Mayfrank L, et al. Standard open microdiscectomy versus minimal access trocar microdiscectomy: results of a prospective randomized study. Neurosurgery. 2008;62:174-82.
13. Righesso O, Falavigna A, Avanzi O. Comparison of open discectomy with microendoscopic discectomy in lumbar disc herniations: results of a randomized controlled trial. Neurosurgery. 2007;61:545-9.
14. McLoughlin GS, Fourney DR. The learning curve of minimally invasive lumbar microdiscectomy. Can J Neurol Sci. 2008;35(1):75-8.
15. Jönsson B, Strömqvist B. Clinical characteristics of recurrent sciatica after lumbar discectomy. Spine (Phila Pa 1976). 1996;21(4):500-5.
16. Katayama Y, Matsuyama Y, Yoshihara H, et al. Comparison of surgical outcomes between macro discectomy and micro discectomy for lumbar disc herniation: a prospective randomized study with surgery performed by the same spine surgeon. J Spinal Disord Tech. 2006;19(5):344-7.
17. Wera GD, Marcus RE, Ghanayem AJ, et al. Failure within one year following subtotal lumbar discectomy. J Bone Joint Surg Am. 2008;90(1):10-5.
18. Kim MJ, Lee SH, Jung ES, et al. Targeted percutaneous transforaminal endoscopic diskectomy in 295 patients: comparison with results of microscopic diskectomy. Surg Neurol. 2007;68(6):623-31.
19. Jensdottir M, Gudmundsson K, Hannesson B, et al. 20 years follow-up after the first microsurgical lumbar discectomies in Iceland. Acta Neurochir (Wien). 2007;149(1):51-8.
20. Phillips FM, Mather S. Minimally invasive transforaminal lumbar interbody fusion. In: Vaccaro AR, Bono CM (Eds). Minimally Invasive Spine Surgery. New York: Marcel-Decker;2007.pp.237-44.
21. Brock M, Kunkel P, Papavero L. Lumbar microdiscectomy: subperiosteal versus transmuscular approach and influence on the early postoperative analgesic consumption. Eur Spine J. 2008;17(4):518-22.

经椎间孔腰椎椎间融合术

作者：*Steven J Fineberg, Matthew Oglesby, Kern Singh*

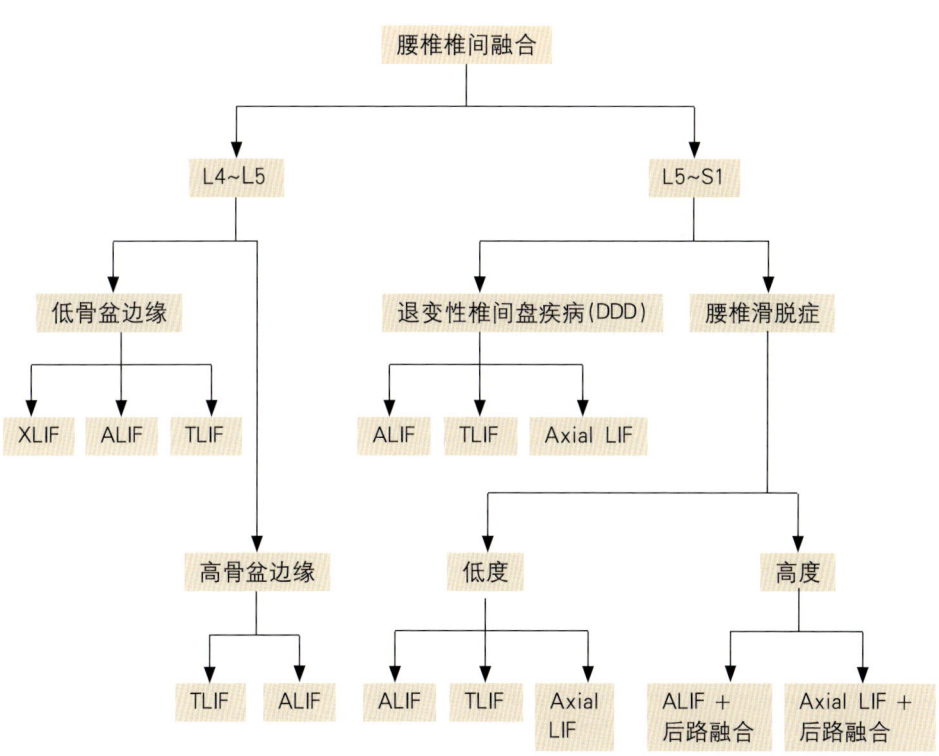

简介

近 10 年来，经椎间孔腰椎椎间融合术（TLIF）逐渐成为治疗腰椎间盘退行性疾病和腰椎不稳的常用手术方式。临床研究表明 TLIF 能够增加椎间融合率，提高临床疗效[1]。随着外科手术器械即术中影像监测设备、逐级扩张管状牵开器系统以及经皮椎弓根钉的发展，微创 TLIF（MIS-TLIF）逐渐风靡。除了减少医源性软组织损伤，MIS-TLIF 的优势还在于能够减少术中出血量、缩短住院时间、减少术后镇痛药物用量，并且患者能够更早地进行功能锻炼[2-6]。

患者评估

完整的病史和体格检查在进行 MIS-TLIF 前十分重要。对于既往有腰椎正中入路手术病史的患者来说，经 Wiltse 入路的 MIS-TLIF 是理想的手术方式[7]，因为对因腰椎管狭窄而需翻修手术的患者，Wiltse 入路在进入侧隐窝和椎间孔时能够避免既往正中入路的瘢痕组织。此外术前还需要通过腰椎核磁共振（MRI）、正侧位 X 线片来评价患者关节突关节肥大及椎间隙塌陷的程度，这二者或许会影响既定手术方案。关节突关节肥大可导致管状扩张器和椎弓根钉置入困难，而椎间隙塌陷则需更为充分的减压（切除双侧关节突关节或后纵韧带以充分减压）才能够恢复间隙高度和植入椎间融合器。术前 MRI 能够帮助确诊关节突关节的肥大程度以及椎弓根的长度与宽度，并且能够确定管状牵开器的置入路径，从而获得充分减压。

手术体位

患者俯卧在 Jackson 手术床上以便调节体位及减压过程中的 C 臂透视（图 5-1），患者腹部悬空预防继发静脉充血；胸部放置胸垫，用以增加腰椎前凸角度[8]。患者肘关节屈曲 90°固定于前方，辅以棉垫保护，可减少臂丛神经牵拉和尺神经卡压（图 5-2）。术者位于患者患侧，C 臂和显示器放置在对侧，扩张器连接臂也放置在对侧，从而能够让术者有更充分的操作空间（图 5-3）。

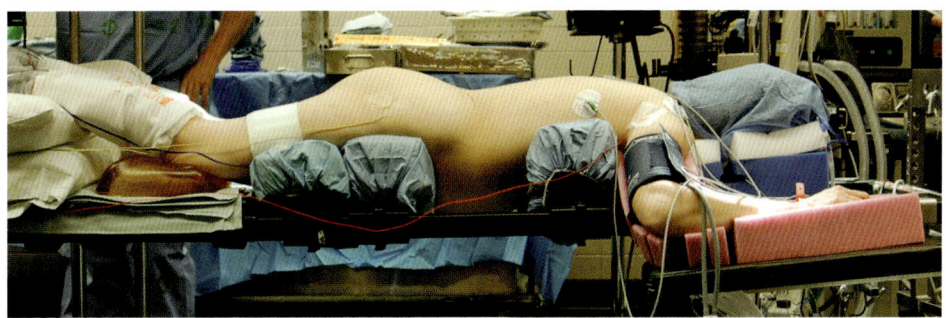

图 5-1 患者俯卧在 Jackson 手术床上，胸部放置胸垫，腋下悬空，避免臂丛神经损伤，髋部和大腿的保护垫放置在髂前上棘的下方，双膝关节也需保护垫保护，腹部悬空，避免 Batson 椎静脉丛和继发静脉瘀血形成

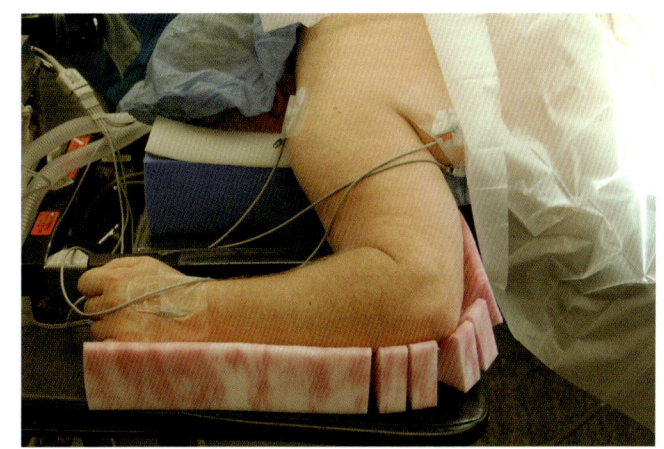

图 5-2 肘关节屈曲 90° 固定于前方，肘关节处予以保护垫保护，避免尺神经压迫

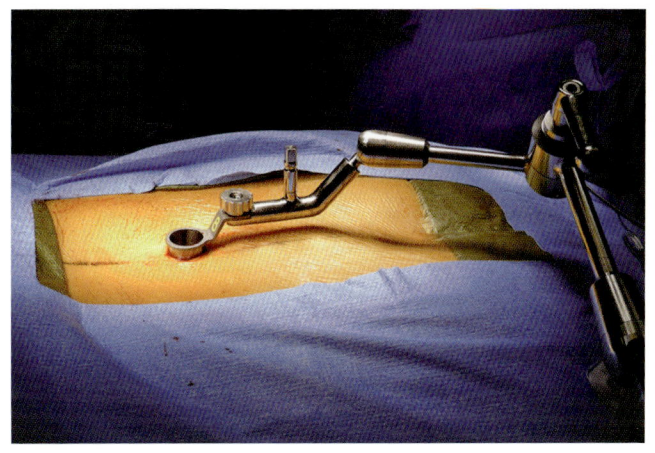

图 5-3 术中透视设备和通道连接臂置于术者对侧

手术技巧

正位（AP）透视可以帮助确定手术间隙，画出 3 条定位线（1 条位于正中棘突处，2 条位于两边椎弓根处），当中间定位线位于两侧定位线正中时说明术中透视椎体无旋转。然后在患侧椎弓根定位线处稍偏外做 2~3cm 长的纵切口，以便经切口向椎弓根置入 Jamshidi 导针时可获得一定内倾角度[9]，经皮手术和小切口开放手术的进针点是相同的，进针点均位于横突中轴线和关节突关节外侧缘交点，在正位透视中则表现在椎弓根的 10/2 点方向[10,11]（图 5-4）。当 Jamshidi 导针到达进针点后，为了防止导针穿破内侧皮质，导针每进深 5mm，需透视一次，当 Jamshidi 导针深度为 15~20mm 时，沿 Jamshidi 导针置入克氏针，并继续插入直至正位透视显示克氏针到达椎弓根内侧壁（图 5-5），侧位透视可显示克氏针越过椎体后缘进入椎体内，以确认椎弓根内侧壁完好（图 5-6）。如果克氏针不能顺畅地穿入或正位透视中显示克氏针穿过椎弓根内侧缘而侧位透视显示未到达椎体后缘时，需拔出克氏针，重新向外调整 Jamshidi

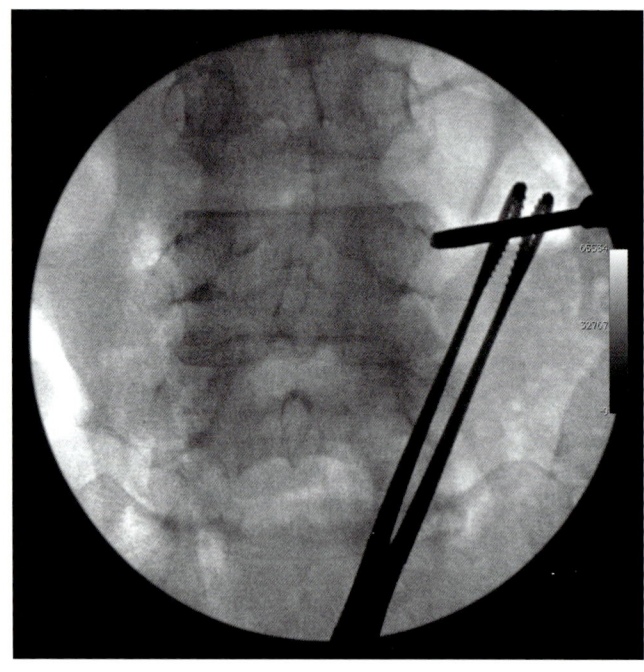

图 5-4 正位透视显示 Jamshidi 导针位于椎弓根 2 点方向，进针方向向内。棘突位于椎弓根中点并与上终板平行，说明这是真正 AP 位

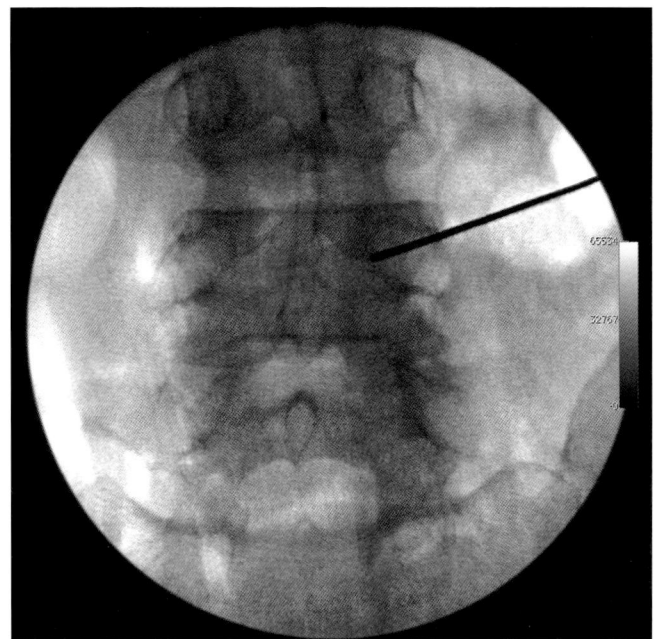

图 5-5 正位透视显示克氏针的进针过程,克氏针的针尖穿刺至椎弓根内侧缘

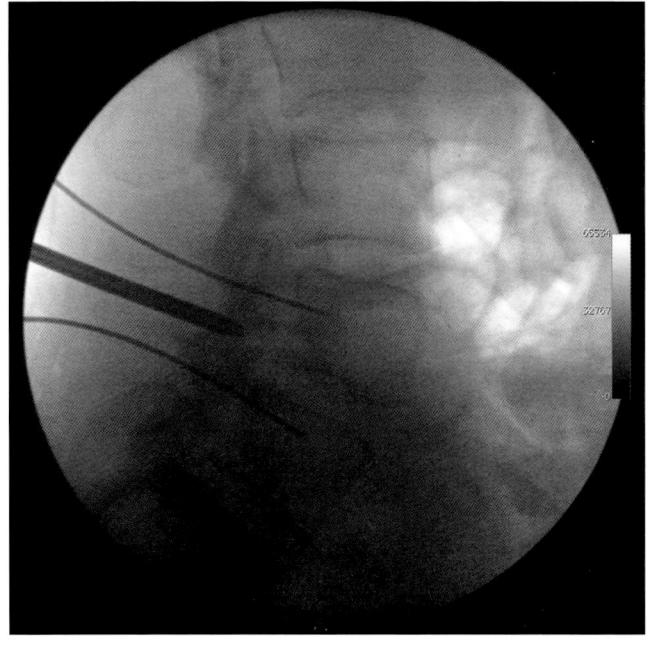

图 5-6 侧位透视显示克氏针超过椎体后缘,结合正位透视,确定克氏针在进入椎体前未穿破椎弓根

导针进行穿刺。

椎弓根钉通道准备完成后，侧位透视辅助下在两克氏针中间放置逐级扩张器（见图5-6），扩张器需放置在病变椎间盘水平的椎体峡部[7,8,11]（图5-7）。当最大的扩张器放置完成后，用连接臂将其固定在手术床边，连接光源可使通道内术野清晰，根据手术医生的个人习惯来选择辅助放大镜或者显微镜使术野更为清晰。

放置好牵开器后，用电刀和髓核钳清除残留的椎旁肌等软组织，在高速磨钻的辅助下清除关节突关节和部分椎板，可收集小碎骨块用于椎间植骨（图5-8），在黄韧带的附着点处和峡部的旁边进行椎板切除，直至显露黄韧带，然后去除下关节突关节[7,8,11]。如果需要行双侧减压，可在通道下切除棘突底部，暴露对侧椎板和关节突关节并切除，然后去除黄韧带，确定椎间盘的位置，在此过程中需在椎弓根内侧缘充分显露走行神经根。

当确定椎间盘的位置后，用双极电凝处理覆盖在椎间盘表面的静脉（图5-9）。在侧位透视下，用骨凿行纤维环切开，使用Kerrison咬骨钳尽可能向对侧松解后纵韧带，这种技术便于处理椎间隙时视野清晰并易于撑开椎间隙。

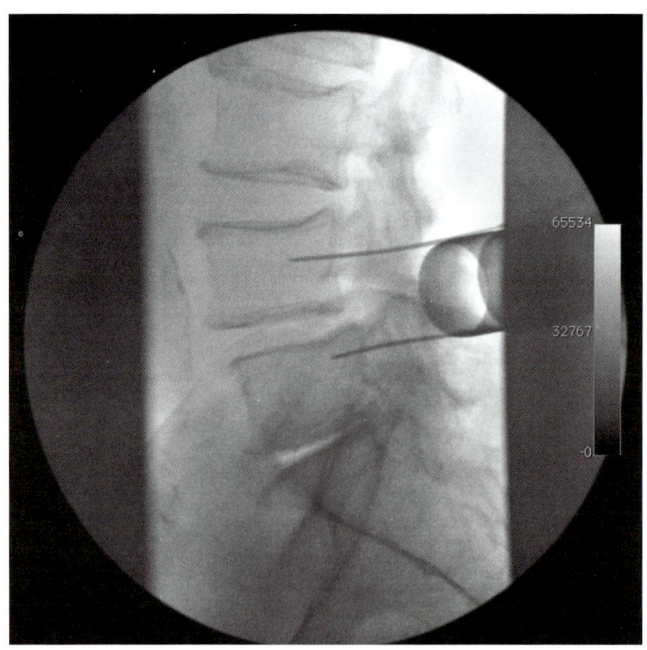

图5-7 通道覆盖关节突关节，朝向椎间盘方向

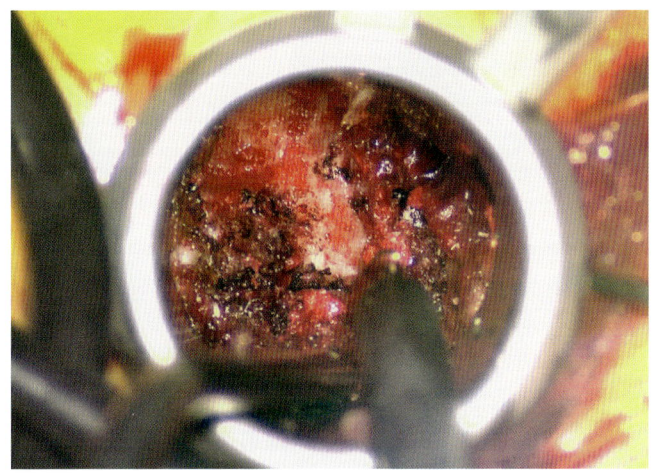

图 5-8　高速磨钻用于完成头侧椎板切除，可在术野的上方和中间部看到黄韧带，下关节突关节可在术野下方看到

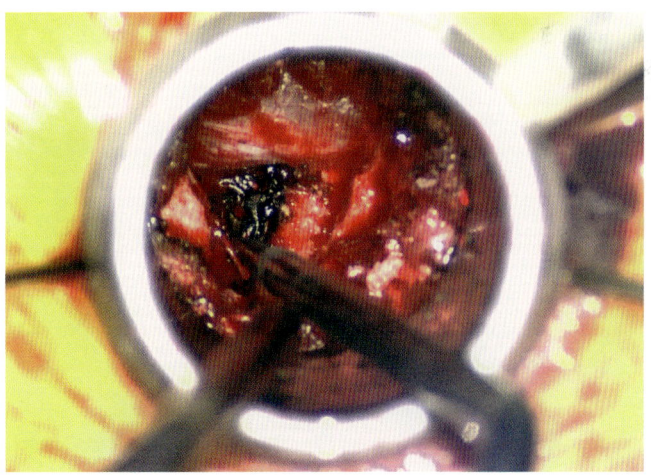

图 5-9　使用双极电凝处理覆盖在椎间盘表面的静脉，出行神经根和走行神经根在图中清晰可见

随后使用椎间盘刮刀、髓核钳、弯柄刮勺等行椎间盘次全切除，然后运用铰刀、刮勺及终板处理器等处理椎间隙（图 5-10），椎间隙处理完成后，放置能够恢复椎间隙高度及前凸曲度的合适的椎间融合器试模，并通过侧位透视确定位置及大小合适，移除试模，大量生理盐水冲洗，去除残留的椎间盘和软骨终板，用自体骨粒进行椎间隙植骨和椎间融合器填充，如果需要使用骨形态生成蛋白（BMP），建议将 BMP 用明胶海绵包裹放置在椎间融合器的前方，以防止椎间隙过度骨生成至椎管或神经根管[7,12]，最后保护走行神经根，在 C 臂引导下置入椎间融合器至合适的位置[7,11]。

当椎间融合器放置完成后，开始置入椎弓根钉，椎弓根钉的置钉既可以在通道的小切口下直接置入，也可移除通道后行经皮置钉[8]。沿克氏针进行攻丝，丝攻需超过椎体后缘（图 5-11），这时可以辅助肌电图确认椎弓根是否破裂（典型的电流反馈应小于 10mA）。必须进行侧位透视，以防丝攻或椎弓根钉穿破椎体前缘[8,10,13]，根据透视影像及攻丝反馈尽量选择直径较大的椎弓根钉以尽量充满椎弓根。在植入椎弓根钉后，选择合适的钛棒从肌肉下穿过并加压固定（图 5-12）。

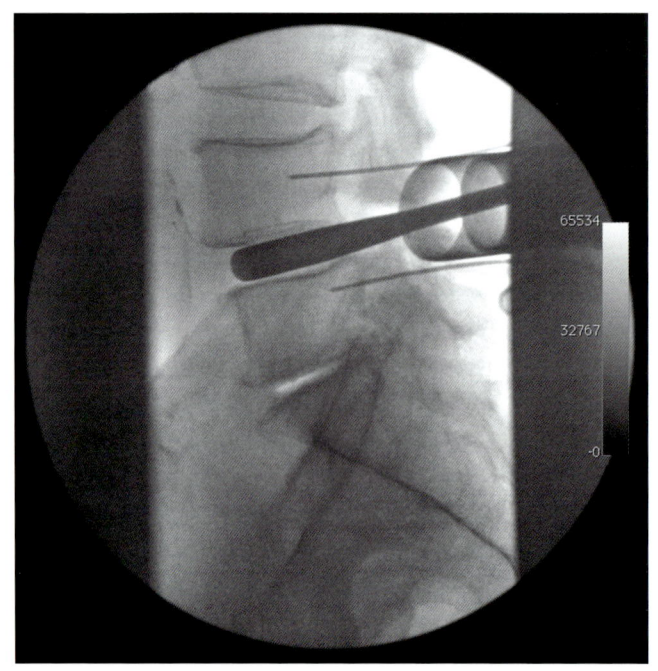

图 5-10　透视显示铰刀处理椎间盘

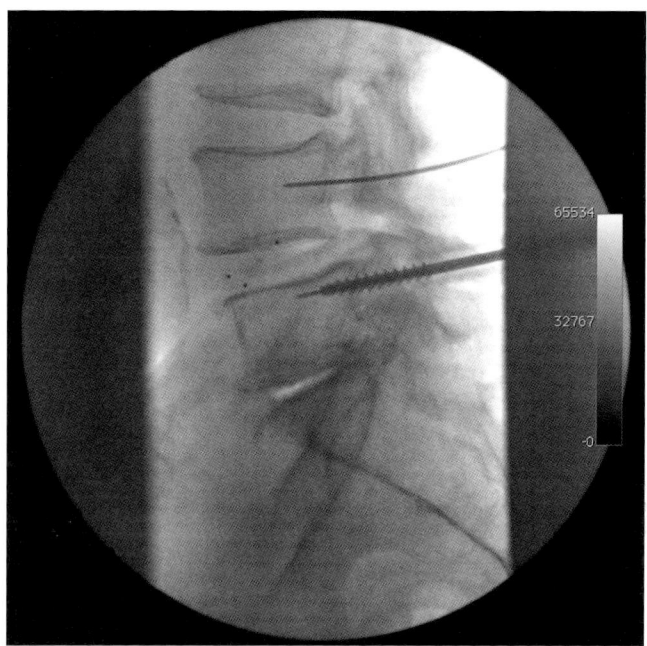

图5-11 侧位透视显示椎间融合器的放置恢复了椎间隙的高度和前凸曲度,侧位透视保证了椎弓根钉置入时克氏针不会向椎体前方移动

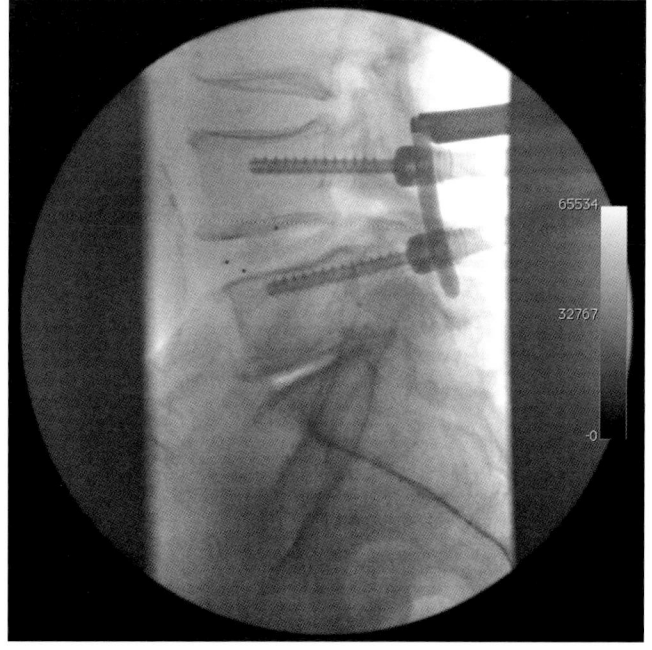

图5-12 侧位透视显示单侧椎弓根钉和钛棒置入完成

MIS 的优点、缺点及并发症

脊柱的微创手术具有陡峭的学习曲线[7]。由于工作通道空间受限，为了降低并发症，需要非常熟悉三维解剖结构，术者还需要熟练掌握长柄工具的使用。大部分微创手术的并发症和开放手术是一样的：感染、血肿、椎弓根内壁破裂、脑脊液漏、椎间融合器下沉和神经根损伤。在 MIS-TLIF 手术开展过程中的一个重要限制就是很难通过通道植入大的椎间融合器，因而无法恢复足够的椎间高度和前凸曲度[14]。使用 Kerrison 骨刀或咬骨钳尽量咬除下位椎体的椎体后缘，增加环形切除的宽度，这样可以使手术视野充分扩大。

在 MIS-TLIF 手术中，如果出现脑脊液漏，通过通道下直接缝合修补非常困难[3,7,9]，可以尝试使用密封胶（如胶原海绵或生物蛋白胶）进行修补，并让患者术后平卧 24h[3,7]。临床经验认为脑脊液漏也可不用进行术中修补，因为椎旁肌肉闭合封堵可以防止死腔形成，而脑脊液局部积聚产生压力也可阻止脑脊液继续渗出。

目前认为微创经皮置钉的安全性和开放小切口置钉是相似的，Smith 等[15]通临床研究发现 601 例微创经皮椎弓根钉术后患者的 CT 中出现椎弓根内壁破裂的发生率是 6.2%（37/601），而且只有 2 枚螺钉导致患者出现症状[15]。在椎弓根钉置钉过程中辅助良好的术中影像监测是十分必要的，清晰的正侧位透视可确保椎弓根钉置钉的安全性[10]，正位透视及清晰显示椎弓根内壁是十分必要的。

高年资医生认为用带螺纹的导针有助于椎弓根穿刺，触觉反馈可以避免椎弓根内壁破裂。如果克氏针置入受阻时，可能是克氏针尖已经到达椎弓根骨皮质，这时需要重新确定克氏针行进通道。如果遇到肥大的关节突关节克氏针无法放置时，可先在正位透视引导下，放置 1 枚临时克氏针，然后在通道下直视观察进针点是否正确，然后再应用经皮椎弓根钉置入技术，这种放置临时克氏针的技术也可运用在克氏针穿刺困难或椎弓根钉置钉过程中出现异常肌电图时（电流反馈小于 10mA）。

充分暴露椎间盘对手术操作至关重要，放置牵开器是关键步骤，并应仔细放置以确保获得充足的空间[16]。通道正确的放置位置是覆盖关节突关节、平行于椎间盘、向正中线内倾[7,9,11]（见图 5-7）。完整切除关节突关节对暴露椎间盘十分必要，不充分的暴露会造成椎间孔区域操作视野变窄和纤维环切开偏内。特别是在 L5/S1 处，完整切除上关节突关节可以保证通道向外移动并使牵开器操作轨道内聚。峡部清理不完全也会导致手术操作视野变窄。对椎间隙重度狭窄的患者，后纵韧带需尽量向中线处松解，并进行对侧关节突关节松解，如果椎间盘正好被出口神经根覆盖，则需将椎弓根上方的上关节突尖部切除，从神经根的下方进入椎间盘。

在使用骨形态生成蛋白（BMP）时需格外留心，以防不良反应的发生。不当的使用可导致椎体骨溶解、椎间融合器下沉以及滑移[17~19]，并可能发生神经根管处的骨质生长甚至可发生骨质向神经根出口方向生长[20]。高年资医生会用骨蜡将椎间融合器后方环形切除的骨缺损区封闭，这种简单的方法可预防神经根炎和神经管处骨质异常生长。

结果

最近关于 MIS-TLIF 手术和开放 TLIF 手术临床疗效对比的文章有很多[2,4,6,21~22]，与开放手术相比，二者的手术疗效基本相当[23]，Wu 等发现开放 TLIF 手术中椎间融合率为 90.9%，而 MIS-TLIF 手术中的椎间融合率则为 94.8%，二者基本相同。

临床报道中的某些结果显示 MIS-TLIF 在术中出血量、术后镇痛药物使用、住院时间等方面较开放 TLIF 更具优势。尽管患者住院时间与手术医生、患者、医院等因素有关[4,13,21,24~28]，但是有报道称 MIS-TLIF 术后 1~2 天患者即可出院，而且一些报道还认为 MIS-TLIF 手术可以降低术后疼痛视觉评分（VAS）和减少术后麻醉药物用量[21,25,27]，也可降低术后感染发生率和死亡率，并减少住院花费，此外，MIS-TLIF 手术住院时间短、恢复速度快可体现在各种直接或者间接的成本效益上[29]。

结论

MIS-TLIF 是一项安全有效的手术方式，可以保护椎旁肌肉、减少术中出血、减轻术后疼痛和缩短住院时间。手术医生需要足够的时间来磨炼手术技巧以度过陡峭的学习曲线并避免发生并发症。一旦这些前期工作完成后，MIS-TLIF 就能够为患者和手术医生带来足够多的益处。

参考文献

1. Hackenberg L, Halm H, Bullmann V, et al. Transforaminal lumbar interbody fusion: a safe technique with satisfactory three to five year results. Eur Spine J. 2005;14:551-8.
2. Adogwa O, Parker SL, Bydon A, et al. Comparative effectiveness of minimally invasive versus open transforaminal lumbar interbody fusion: 2-year assessment of narcotic use, return to work, disability, and quality of life. J Spinal Disord Tech. 2011;24:479-84.
3. Holly LT, Schwender JD, Rouben DP, et al. Minimally invasive transforaminal lumbar interbody fusion: indications, technique, and complications. Neurosurg Focus. 2006;20:E6.
4. Lee KH, Yue WM, Yeo W, et al. Clinical and radiological outcomes of open versus minimally invasive transforaminal lumbar interbody fusion. Eur Spine J; 2012.
5. Parker SL, Adogwa O, Witham TF, et al. Post-operative infection after minimally invasive versus open transforaminal lumbar interbody fusion (TLIF): literature review and cost analysis. Minim Invasive Neurosurg. 2011; 54:33-7.
6. Villavicencio AT, Burneikiene S, Roeca CM, et al. Minimally invasive versus open transforaminal lumbar interbody fusion. Surg Neurol Int. 2010;1:12.
7. Phillips FM, Mather S. Minimally invasive transforaminal lumbar interbody fusion. In: Vaccaro AR, Bono CM (Eds). Minimally Invasive Spine Surgery. New York: Marcel-Decker; 2007.pp.237-44.
8. Gala VC, Haid Jr RW. Minimally invasive transforaminal lumbar interbody fusion. In: Sandhu FA, Voyadzis JM, Fessler RG (Eds). Decision Making for Minimally Invasive Spine Surgery. New York: Thieme; 2011.pp.90-102.
9. Lehman RA, Vaccaro AR, Bertagnoli R, et al. Standard and minimally invasive approaches to the spine. Orthop Clin North Am. 2005;36:281-92.
10. Fassett DR, Brodke DS. Percutaneous lumbar pedicle screws. In: Vaccaro AR, Bono CM (Eds). Minimally Invasive Spine Surgery. New York: Marcel-Decker; 2007.pp.229-35.
11. Singh K, Vaccaro AR. Pocket Atlas of Spine Surgery. New York: Thieme; 2012.
12. Glassman SD, Howard JM, Sweet A, et al. Complications and concerns with osteobiologics for spine fusion in clinical practice. Spine (Phila Pa 1976). 2010;35:1621-8.
13. Karikari IO, Isaacs RE. Minimally invasive transforaminal lumbar interbody fusion: a review of techniques and outcomes. Spine (Phila Pa 1976). 2010;35:S294-301.
14. Anaizi AN, Voyadzis JM, Sandhu FA. Minimally invasive lumbar interbody

fusion: choosing between approaches. In: Sandhu FA, Voyadzis JM, Fessler RG (Eds). Decision Making for Minimally Invasive Spine Surgery. New York: Thieme; 2011.pp.134-5.
15. Smith ZA, Sugimoto K, Lawton CD, et al. Incidence of lumbar spine pedicle breach following percutaneous screw fixation: a radiographic evaluation of 601 screws in 151 patients. J Spinal Disord Tech;2012.
16. Ozgur BM, Yoo K, Rodriguez G, et al. Minimally-invasive technique for transforaminal lumbar interbody fusion (TLIF). Eur Spine J. 2005;14:887-94.
17. Lehman RA. Vertebral body osteolysis after minimal-access transforaminal interbody fusion. Spine J. 2011;11:581-2.
18. Saigal G, Quencer R, Guest JD, et al. Vertebral body osteolysis following the use of bone morphogenetic protein in spinal surgery: a mimicker of infection. J Neuroradiol; 2012.
19. Villavicencio AT, Burneikiene S, Nelson EL, et al. Safety of transforaminal lumbar interbody fusion and intervertebral recombinant human bone morphogenetic protein-2. J Neurosurg Spine. 2005;3:436-43.
20. Owens K, Glassman SD, Howard JM, et al. Perioperative complications with rhBMP-2 in transforaminal lumbar interbody fusion. Eur Spine J. 2011;20:612-7.
21. Peng CW, Yue WM, Poh SY, et al. Clinical and radiological outcomes of minimally invasive versus open transforaminal lumbar interbody fusion. Spine (Phila Pa 1976). 2009;34:1385-9.
22. Wu RH, Fraser JF, Hartl R. Minimal access versus open transforaminal lumbar interbody fusion: meta-analysis of fusion rates. Spine (Phila Pa 1976). 2010;35:2273-81.
23. Scheufler KM, Dohmen H, Vougioukas VI. Percutaneous transforaminal lumbar interbody fusion for the treatment of degenerative lumbar instability. Neurosurgery. 2007; 60:203-12; discussion 12-3.
24. Dhall SS, Wang MY, Mummaneni PV. Clinical and radiographic comparison of mini-open transforaminal lumbar interbody fusion with open transforaminal lumbar interbody fusion in 42 patients with long-term follow-up. J Neurosurg Spine. 2008;9:560-5.
25. Isaacs RE, Podichetty VK, Santiago P, et al. Minimally invasive microendoscopy-assisted transforaminal lumbar interbody fusion with instrumentation. J Neurosurg Spine. 2005;3:98-105.
26. Schizas C, Tzinieris N, Tsiridis E, et al. Minimally invasive versus open transforaminal lumbar interbody fusion: evaluating initial experience. Int Orthop. 2009;33: 1683-8.
27. Shunwu F, Xing Z, Fengdong Z, et al. Minimally invasive transforaminal lumbar interbody fusion for the treatment of degenerative lumbar diseases. Spine (Phila Pa

1976). 2010;35:1615-20.
28. Wang J, Zhou Y, Zhang ZF, et al. Comparison of onelevel minimally invasive and open transforaminal lumbar interbody fusion in degenerative and isthmic spondylolisthesis grades 1 and 2. Eur Spine J. 2010;19:1780-4.
29. Pelton MA, Phillips FM, Singh K. A comparison of perioperative costs and outcomes in patients with and without workers' compensation claims treated with MIS or open TLIF. Spine (Phila Pa 1976); 2012.

6 侧路椎间融合术

作者：Yu-Po Lee

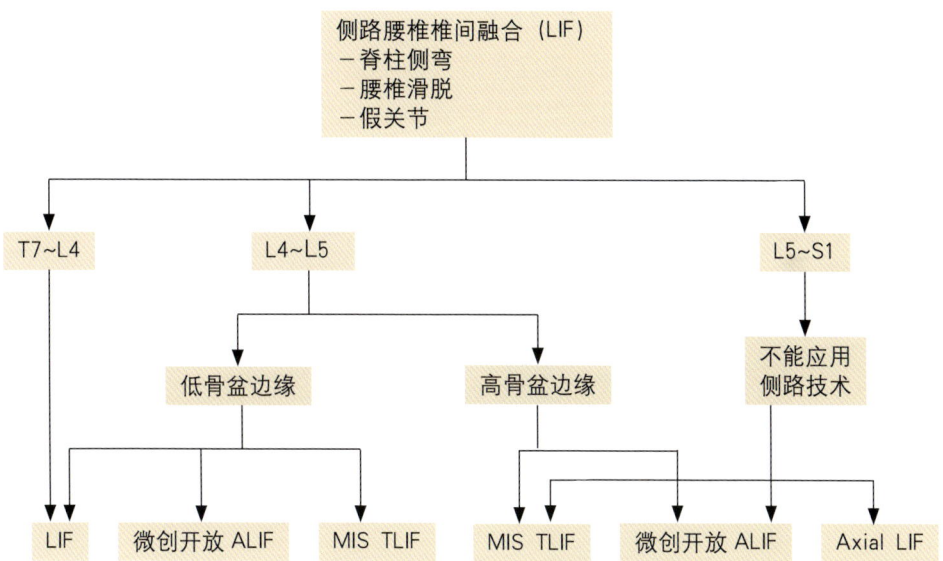

简介

在符合手术指征的情况下，脊柱微创手术相对于传统开放手术有着明显的优势，例如可以减少术后疼痛、缩短住院时间以及加快术后恢复，这些仅仅是脊柱微创手术的一小部分优点[1-4]。侧路椎间融合术是脊柱微创手术方式的一种[5]。该术式可进行多个节段的椎间融合，不仅能够纠正脊柱侧弯，而且在治疗临近节段退变、假关节形成及脊柱不稳等方面效果显著，侧路融合的节段可从 T7~L4/5。

手术体位

患者气管插管及预防性应用抗生素后采取侧卧位，建议采用可折叠和旋转的手术床。腋窝垫和适量的棉垫可以减少压疮及神经损伤的发生。将用双面胶带卷起的毛毯分别置于患者躯干的前后方，这样可以帮助增加侧卧位的稳定性（图 6-1）。当行脊柱侧弯矫正时，从凹侧入路进行手术操作会更容易；同时从凹侧进行手术矫正，可以采用更小的切口进行更多节段的融合。宽胶布固定大转子和胸廓以进一步稳定患者体位，将手术床折叠以增加髂嵴与胸腔的距离（图 6-2）。位于上方的腿需要屈曲以使腰大肌处于松弛状态。因为整个手术过程依赖透视，所以在消毒铺单之前需要预透视以确保术中可以获得合适的图像。在透视正位时，需要调整手术床位置以确保患者处于准确的前后位；相应的侧位透视影像应该确定椎间盘位置，需要对手术床进行微调来保证准确的侧位。

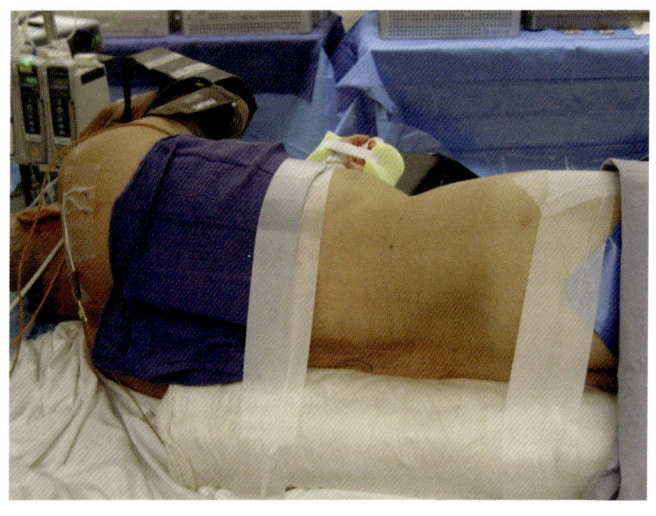

图 6-1　患者采取左侧卧位并被胶带、胸／背棉垫卷固定在手术床上

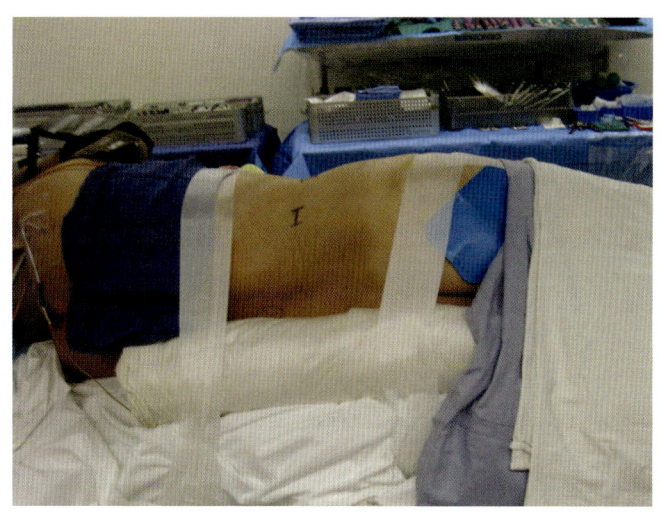

图 6-2 在肋骨和髂嵴之间将手术床折叠屈曲以增加手术操作空间

手术技巧

患者摆好体位并无菌铺单后，开始侧位透视，确认不透射线的标记物是否位于椎间盘中心，确定好椎间盘中心位置后画一长约 2cm 的标记线。此处可选择横切口，也可选纵切口，二者各有利弊。横切口相对比较美观，但多节段融合时，可能需要多个横切口；而纵切口可以上下延长至多个节段。第二个标记线位于第一条标记线的后侧，在拟融合节段水平的竖脊肌与腹外斜肌边界之间，画一条可以容纳术者食指、长约 2cm 的横行标记线（图 6-3）。沿第一条标记线切开皮肤并分离至腰背筋膜，用血管钳穿刺通过筋膜及肌纤维进入腹膜后间隙。食指伸入切口内将腹膜往前推并触及腰大肌。食指可向下分离触及髂嵴内侧面（在低位腰椎时）及横突以确定是否在腹腔内。一旦确定腰大肌的位置后，用食指分离前方软组织，其可直接作为侧方的标志。沿第二条标记线做长约 2cm 的手术切口，分离腹外斜肌、腹内斜肌及腹横肌后置入扩张器。在置入扩张器的过程中，食指最初需在腹膜后间隙引导扩张器至腰大肌（图 6-4）。在神经监测的帮助下用扩张器分离腰大肌纤维。为了减少潜在的肠腔脏器及血管损伤，越来越多的外科医师选择在直视下置入扩张器至腰大肌处。侧位透视以确定扩张器的中心是否在需要手术的椎间盘位置上（图 6-5）。置入克氏针，

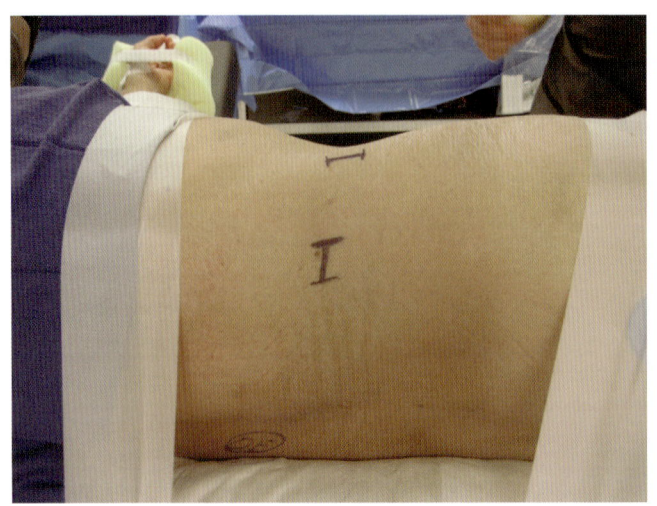

图 6-3 在脊柱侧方和后外侧画切口标记

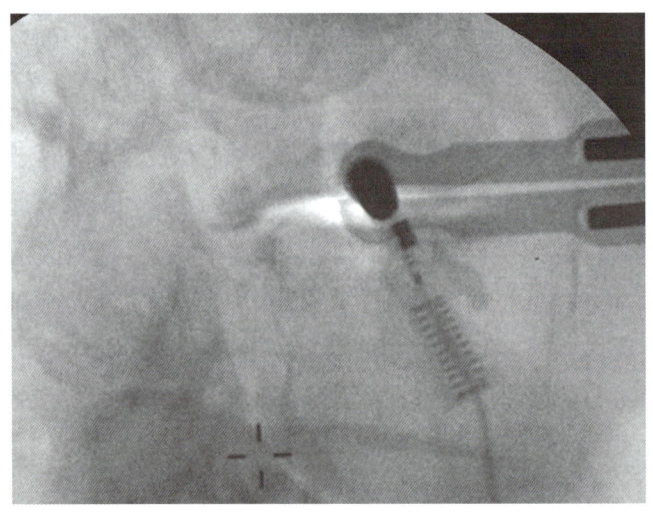

图 6-4 初始扩张器定位于椎间盘中心

穿过扩张器到达椎间盘，只要监测确定初始扩张器位置安全后，就可以在神经监测下逐级使用更大的扩张器分离腰大肌，然后置入可扩张的牵开器。一旦监测确定牵开器位置安全后，取出各级扩张器以提供至椎间盘的通道路径。小心撑开牵开器，不能撑开过大，否则容易增加神经损伤的风险。一般建议在进行椎间盘切除时尽量使撑开器最低限度撑开，以降低神经损伤的风险。神经监测探针可以监测横穿撑开器操作区域内的任何神经。如果探测到神经，克氏针应该远离神经重新置入，腰大肌则要需重新分离扩大。如果重新置入失败，应该考虑其他融合方法，因为反复置入撑开器或者压到神经都有可能导致术后感觉异常或麻木。

此时应该通过正侧位透视确定撑开器是否位于椎间盘区域和椎间盘中心位置（图6-6）。适当调整位置后应当再次进行神经监测以确保撑开器在安全区域。然后使用刮刀、刮勺及锉刀等进行标准的侧路椎间盘切除术（图6-7）。应该先进行椎间盘切除术，后使用 Cobb 骨膜剥离器将对侧椎间盘松解，因为这样可以降低将椎间盘或髓核等推挤到对侧腰大肌内的风险。一般常用 Cobb 骨膜分离器在冠状面松解对侧纤维环，这有助于纠正冠状面的畸形（图6-8）。在松解过程中注意不要穿刺太深，否则容易损伤对侧肌肉和神经。然后选用合适的试模以确定植入融合器的最佳尺寸（图6-9）。融合器用自体骨或特殊的融合增强物填充并压实后植入椎间隙内。逐层缝合切口，一般不需要引流。

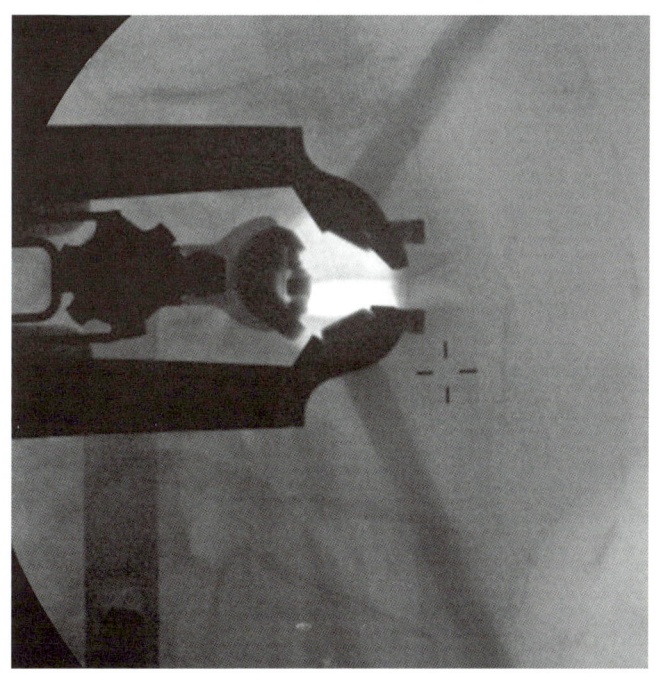

图 6-5　侧位透视显示牵开器，注意牵开器是否位于椎间盘中心和其在椎体前后方的位置，以避免其置入时过于靠前或靠后

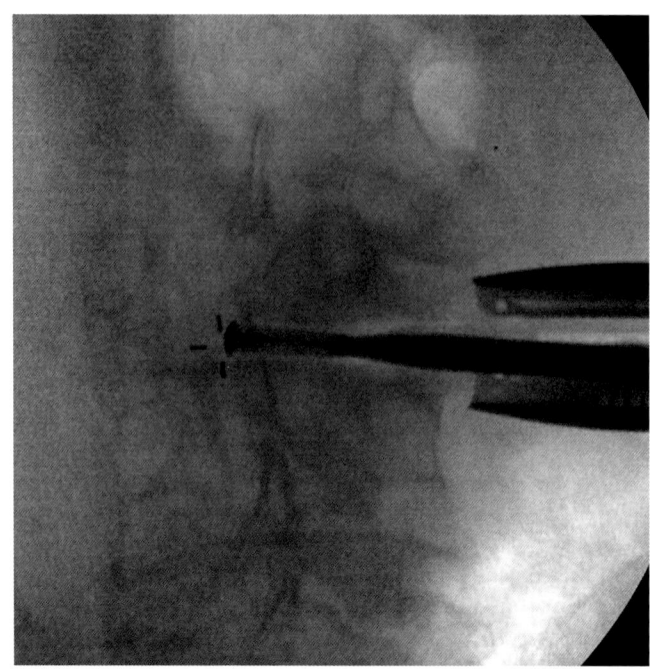

图 6-6 长柄刮勺、刮刀处理椎间盘

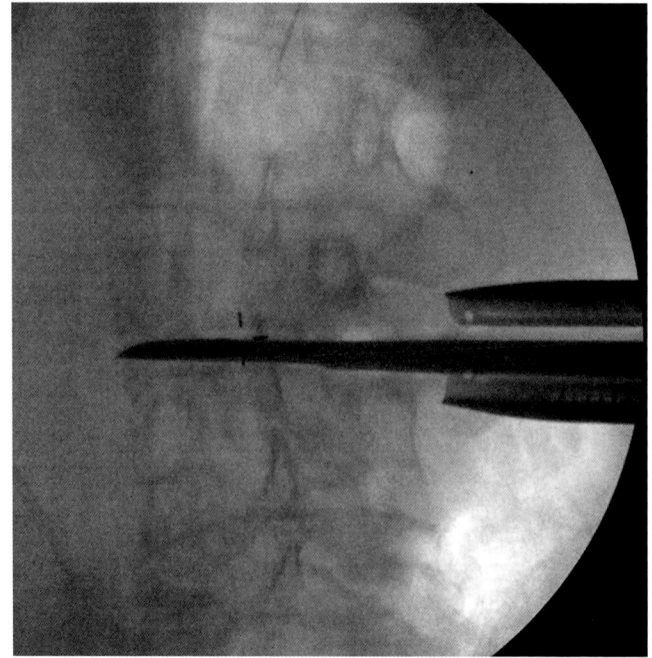

图 6-7 Cobb 松解对侧纤维环

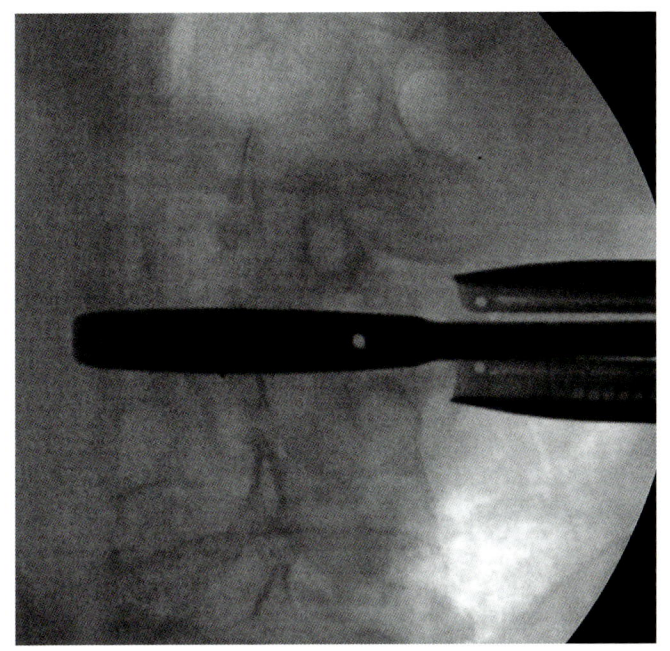

图 6-8　置入试模后正位透视以确定植入融合器的长度和高度

优点和缺点

为了判定髂嵴的高度，需要在术前进行 X 线透视，结合正侧位透视以确定侧路路径是否能达到 L4/5 椎间盘区域。术中透视也同样重要。在术中应注意纠正旋转畸形，因为牵开器有可能无意中被置入过于靠前或靠后的位置。在 L4/5 节段，有经验的术者更偏向将初始导针置于椎间盘中间偏前的位置，这样可以安全地避开腰神经根。过于靠前置入有可能导致前纵韧带前方直肠损伤。所以手术过程中为了避免神经损伤等并发症的发生，注意细节非常重要。

结果（图 6-10）

侧方融合路径是腰椎前路腹膜后路径的改良。该技术于 2001 年最早由 Pimenta 报道[5]，随后多位作者报道了该技术具有良好的短期疗效[6-9]。与传统开放手术及微创腰椎前路手术相比，侧路融合术有以下几个优点：①该路径不需要普外科医师的帮助，因为极外侧入路不需要侵犯或挤压腹膜和大血管；

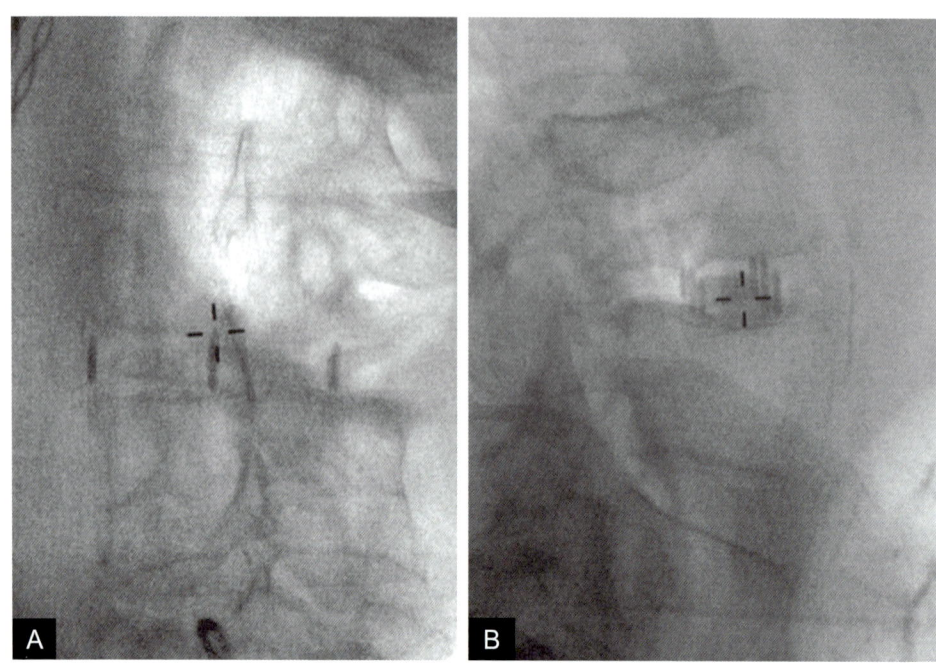

图 6-9　A. 融合器植入后正位透视图像；B. 融合器植入后侧位透视图像

②没有陡峭的学习曲线；③极外侧入路避免了前路手术常见并发症的发生，例如在手术操作过程中大血管的损伤及逆行性射精等[7,9]。

但是极外侧入路的应用也存在一定限制。首先由于髂嵴的阻挡限制了 L5/S1 椎间盘的暴露，有时也会阻挡 L4/5 的手术操作路径。在对腰大肌进行解剖分离过程中，尽管是直接分离，但还是必须小心操作，目的是为了避免损伤腰丛神经和腰大肌。目前经腰大肌手术入路神经损伤的原因尚不清楚[6,9,10]，但增加神经损伤的危险因素包括在 L4/5 节段进行侧路融合术、过度撑开牵开器和长时间使用牵开器。在侧路融合手术过程中增加或减少神经损伤的其他危险因素还有待进一步研究。

结论

侧路椎间融合术对手术技术的要求较高，但是该术式与传统开放手术相比，

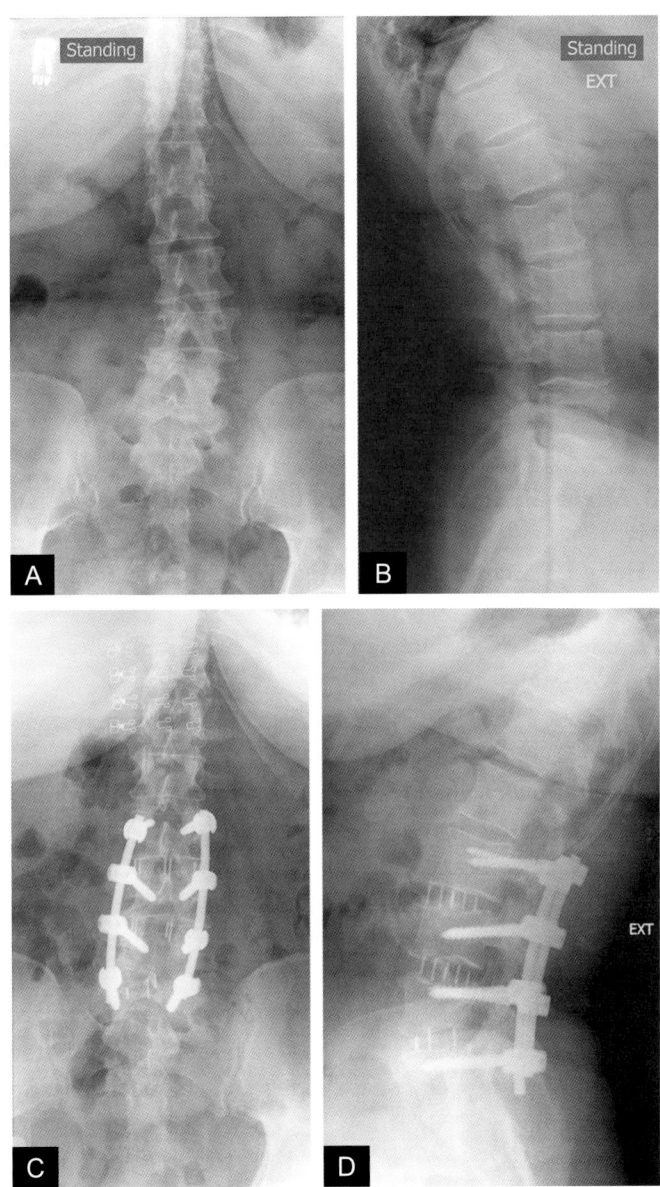

图 6-10 病例：患者，45 岁，女性，主诉为腰腿痛。A. 术前正位 X 线片显示腰椎退行性侧弯；B. 术前侧位 X 线片；C. L3/4、L4/5 行 LIF，L5/S1 行 MIS-TLIF 的术后正位 X 线片；D. 术后侧位 X 线片

其众多优点使其成为一个更好的选择。其中最大的优点在于可植入足够大的椎间融合器，可明显纠正脊柱冠状位畸形以及提供更好的融合环境。在处理腰椎管狭窄症时，该术式还可以达到间接减压的效果。然而该术式最主要的缺点在于有潜在的腰丛神经损伤危险，特别是L4/5节段；其次，由于髂嵴的阻挡，对L5/S1退变椎间盘的处理也受到限制。但不管怎样，以侧方入路为基础的手术技术是非常优秀的术式，目前已成功应用于腰椎退行性病变、脊柱侧弯以及前期融合失败等脊柱疾患。

参考文献

1. Fessler RG. Minimally invasive surgery of the spine. Neurosurgery. 2002;51(5 Suppl):Siii-iv.
2. Foley KT, Holly LT, Schwender JD. Minimally invasive lumbar fusion. Spine. 2003;28(15 Suppl):S26-35.
3. Goldstein JA, McAfee PC. Minimally invasive endoscopic surgery of the spine. J South Orthop Assoc. 1996;5:251-62.
4. Khoo LT, Palmer S, Laich DT, et al. Minimally invasive percutaneous posterior lumbar interbody fusion. Neurosurgery. 2002;51(5 Suppl):S166-1.
5. Pimenta L. Lateral endoscopic transpsoas retroperitoneal approach for lumbar spine surgery. Presented at the VIII Brazilian Spine Society Meeting, Belo Horizonte, Minas Gerais, Brazil, May 2001.
6. Cummock MD, Vanni S, Levi AD, et al. An analysis of postoperative thigh symptoms after minimally invasive transpsoas lumbar interbody fusion. J Neurosurg Spine. 2011 ;15(1):11-8.
7. Isaacs RE, Hyde J, Goodrich JA, et al. A prospective, nonrandomized, multicenter evaluation of extreme lateral interbody fusion for the treatment of adult degenerative scoliosis: perioperative outcomes and complications. Spine (Phila Pa 1976). 2010;35(26 Suppl):S322-30.
8. Ozgur BM, Aryan HE, Pimenta L, et al. Extreme lateral interbody fusion (XLIF): a novel surgical technique for anterior lumbar interbody fusion. Spine J. 2006;26:435-43.
9. Rodgers WB, Gerber EJ, Patterson JR. Intraoperative and early postoperative complications in extreme lateral interbody fusion (XLIF): an analysis of 600 cases. Spine (Phila Pa 1976). 2011;36(1):26-32.
10. Houten JK, Alexandre LC, Nasser R, et al. Nerve injury during the transpsoas approach for lumbar fusion. J Neurosurg Spine. 2011;15(3):280-4.

微创前路腰椎椎间融合术

作者：*Richard D Guyer, Donna D Ohnmeiss*

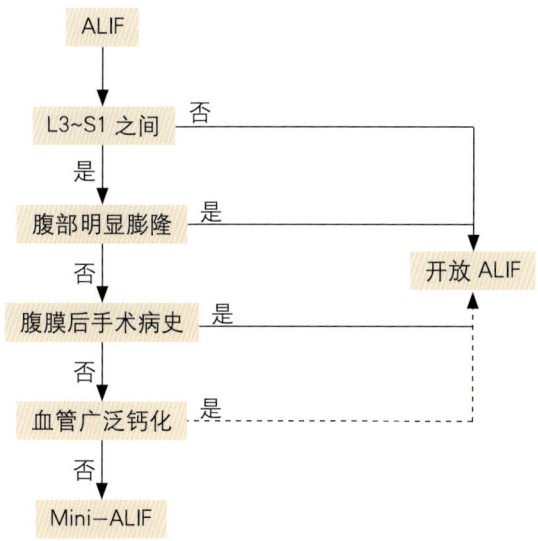

简介

前路腰椎椎间融合术（ALIF）可以单独应用或者联合后路融合术来治疗多种脊柱退变性疾病，如症状性腰椎间盘退变、腰椎滑脱症、椎板切除术后综合征以及其他疾病。与后路椎间融合术相比，ALIF 的优点在于减少了潜在的硬膜及神经根损伤，没有大量的椎旁肌肉损伤，并且可以使用多种椎间植入物。

后路椎间融合植入物的大小受临近神经根及马尾神经的限制。微创前路椎间融合术（Mini-ALIF）的优点在于不像开腹手术那样需要经腹腔进行，可以避免潜在的腹腔脏器并发症，如肠梗阻等，所以恢复较快，同时 Mini-ALIF 对腹部血管有较好的可视性且不需要阻断血管。

患者评估

选择脊柱外科手术治疗的患者都是因为物理治疗、药物治疗、制动、教育、注射以及其他干预等非手术治疗后未能获得满意的疼痛缓解。ALIF 的最佳适应证是腰椎滑脱症、疼痛性椎间盘退变（包括椎间盘切除术后相关疼痛性退变）。椎间盘造影可用来确定需要手术的疼痛椎间盘，而 MRI 检查的假阳性率较高。Berg 发现与不做椎间盘造影就制订手术计划相比，进行椎间盘造影能改变 71% 的患者的手术计划[2]。

相对禁忌证或者术前需要进一步评估因素有：血管钙化（CT 可以进行评估）（图 7-1）、肥胖（对椎间盘空间显露是挑战），腹膜后手术病史的患者由于解剖标志改变及瘢痕可影响手术的暴露，也是 Mini-ALIF 的相对禁忌证。如同其他手术一样，术前的精神评估可能有益于排除依从性差和/或对手术效果有不切实际预期的患者[3]，这样的患者往往术后效果不良。

手术体位

患者采用相对简单的仰卧位。根据 L3/4~L5/S1 手术节段不同，手术床的反折部放置于髂嵴水平或者髂嵴之上（图 7-2），以便降低床的头端（患者头端）使椎间隙打开。患者的手臂固定于前胸，肘部及两手间加衬垫。

手术技巧

通常，L4/5 单节段手术可在髂嵴水平做一横切口，而 L5/S1 节段手术切口的位置略低；如果是多节段手术，需要采用纵切口（图 7-3）。

切开皮肤及分离皮下组织后显露腹直肌前鞘（图 7-4）并横行切开。于腹直肌左侧切开（图 7-5），在辨认清楚腹横筋膜后于旁侧切开并与深面腹膜分离。

7 微创前路腰椎椎间融合术

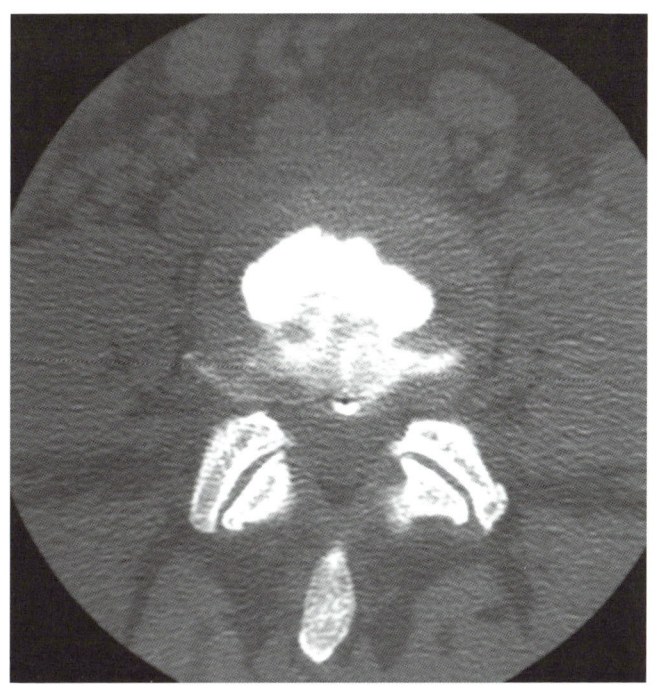

图 7-1 CT/椎间盘造影提示L4/5椎间盘撕裂，椎间盘前方血管没有钙化

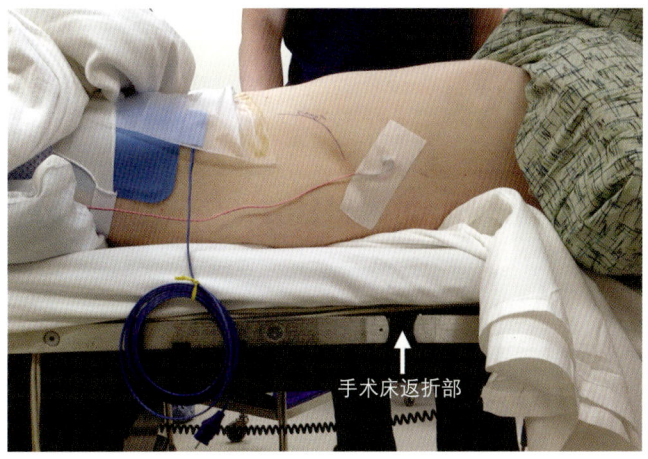

图 7-2 手术床的返折部位于髂嵴水平，头端放低时目标椎间隙能被打开

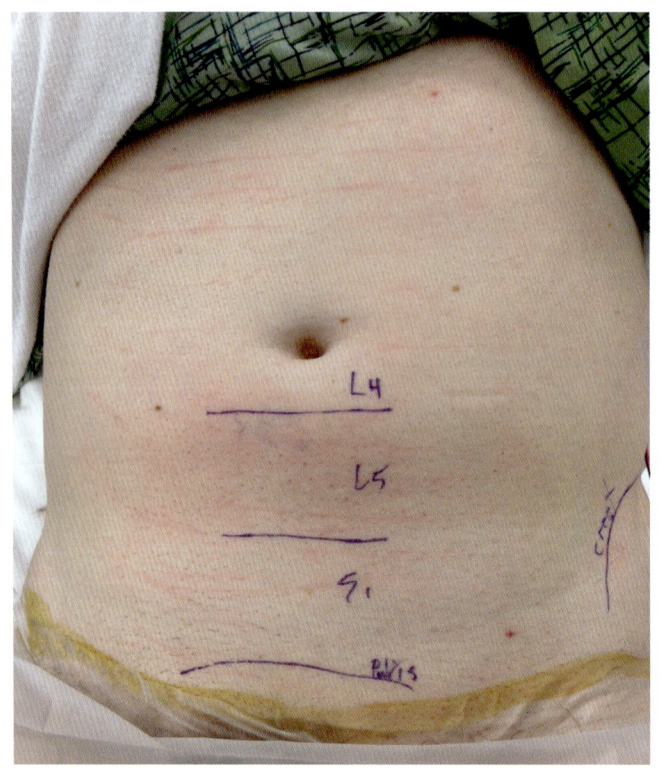

图 7-3　术前患者腰椎水平标记

小心地将贴附于腹壁的腹膜分离超过腰大肌。在 L4/5 水平应当特别注意辨别上行的腰静脉,向右侧分离时不要过度牵拉腔动静脉及髂血管。作者喜欢用手持牵开器(图 7-6),因为助手疲劳时松开拉钩可以在手术中使血管血流量得到一定的恢复。如果确定不需切除腰升静脉,应小心地将其分离牵开,直至牵开器可以放置在椎间隙的对侧。脊柱外科手术医师在完成椎间盘切除融合术之前,入路医师(血管外科)不要走开。

在 L5/S1 水平,手术的解剖分离是相似的,另外还要分离腹膜和骶前神经来获得一个清晰视野从而避免诸如逆行性射精等并发症。将左侧输尿管牵拉到右侧的过程必须仔细,不仅要辨认清楚,同时要确保在牵拉及行 L5/S1 椎间盘切除的过程中不要损伤输尿管(图 7-7)。

牵开左、右髂动、静脉,在显露的椎间隙置入标记物,确定该间隙为手术间隙。作者喜欢用小的 AO 螺钉作为标记物放置于椎间隙(图 7-8),螺帽的

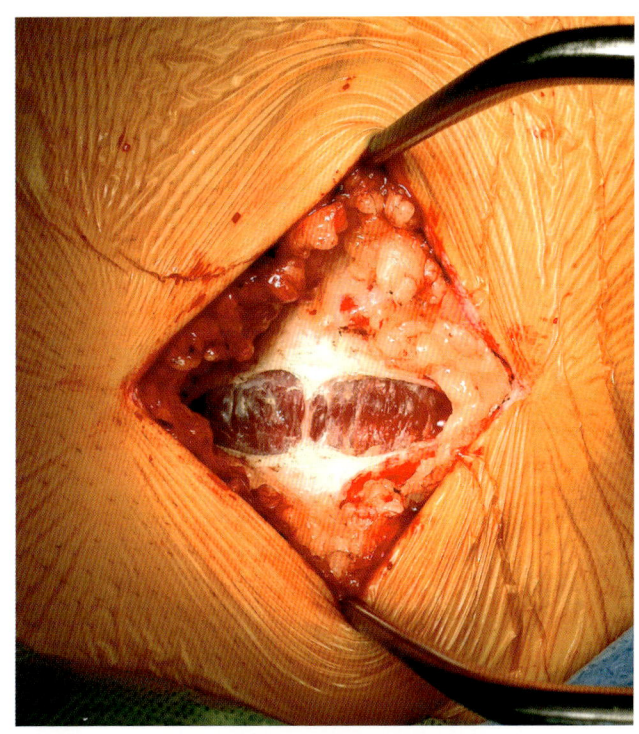

图 7-4　腹直肌

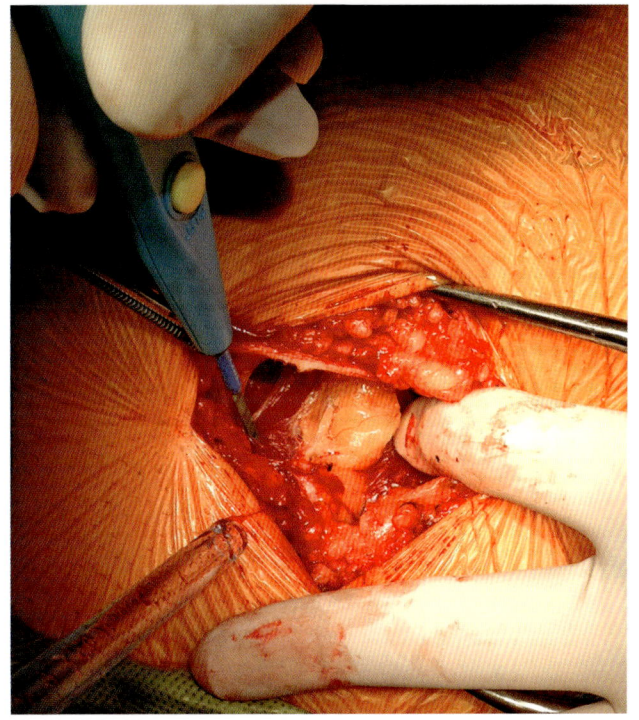

图 7-5　左侧腹直肌下分离

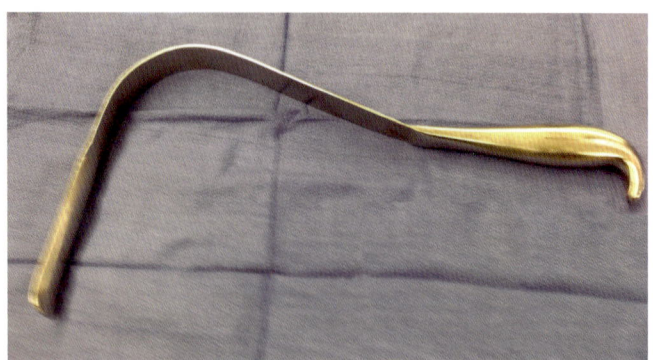

图 7-6　Wiley 牵开器

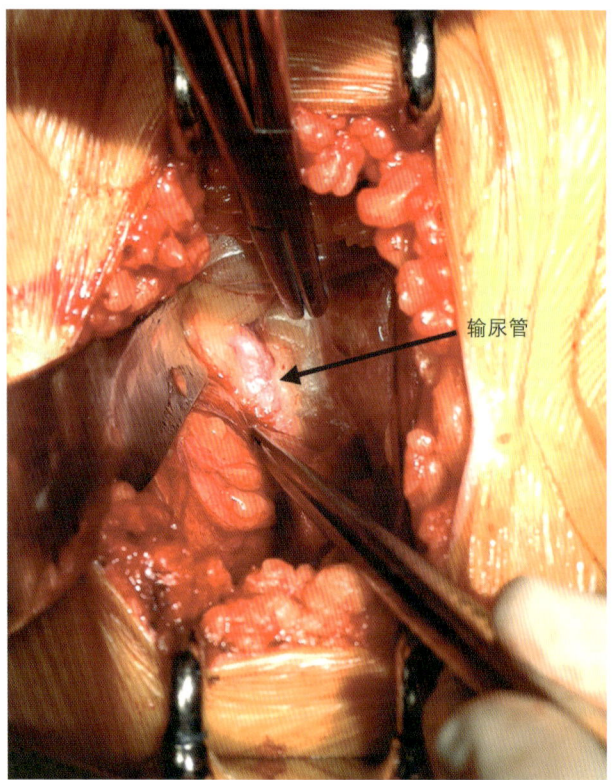

图 7-7　辨别输尿管

7 微创前路腰椎椎间融合术

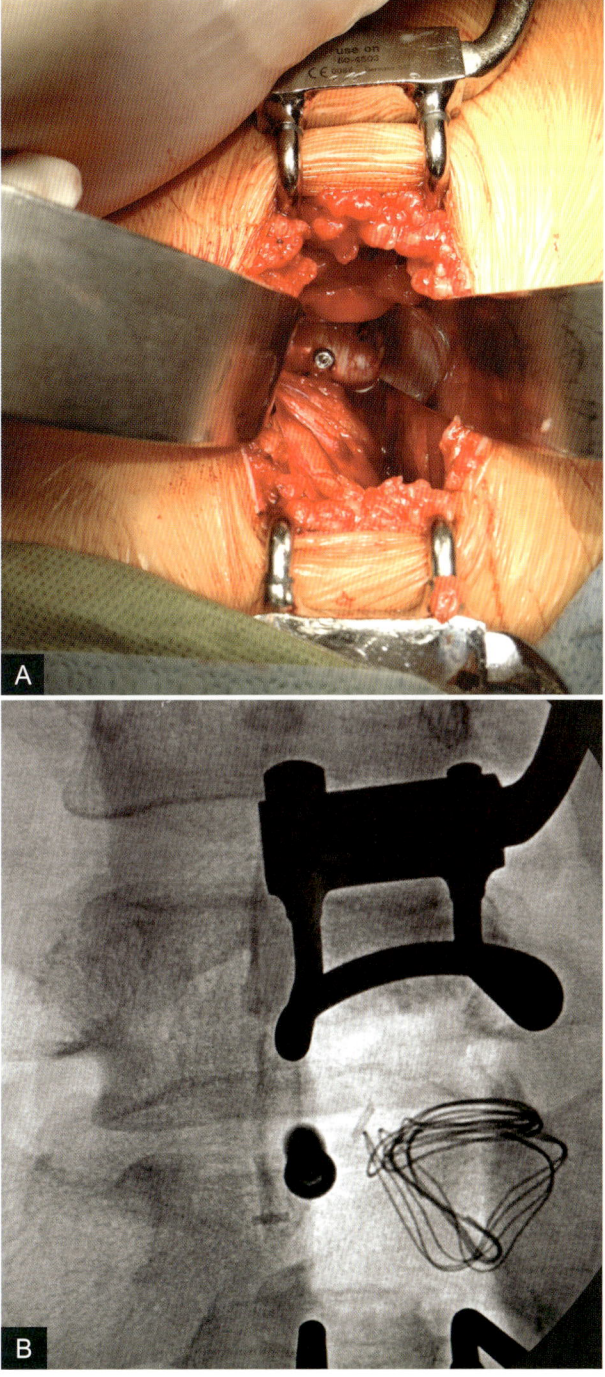

图 7-8 A. 小的螺钉作为一个标记置入手术椎间隙；B. 透视下螺钉位置

位置即是椎间隙的前侧，如果用一个弯针就很难辨清哪里是椎间盘的前方及针的位置，并且会起到误导作用。无论是椎间盘置换或者椎间融合，都应当小心不要破坏骨性终板。切开纤维环后作者偏向使用环形刮匙并用 Cobb 骨膜剥离器处理椎间组织。有些人可能会松解后纵韧带，然而作者喜欢融合时保持其完整性。撑开椎间隙，达到可以匹配邻近椎体及间盘高度的目的。根据内植物的不同，按常规方式放置螺钉和 / 或接骨板。

并发症及预防

第一种可能发生的并发症是腹膜穿孔，如果孔洞小并且在侧方，通常不需要修补，如果发生在腹侧，作者通常会修补以防止发生任何的小肠和 / 或其他脏器疝。

另外，可以预见的并发症是血管损伤。Brau 等报道在超过 1 000 名患者的研究中有 1.9% 的患者发生血管损伤[4]。对于大多数美国脊柱外科医生来说，拥有血管外科医师辅助手术入路是避免血管损伤并发症的关键。通常损伤发生在小的血管分支，但是大的血管撕裂风险也很大。幸运的是在作者的团队中有一名在血管修复方面受到训练的优秀的手术入路医师，从而能够避免血管损伤的发生。血管夹通常在修复静脉撕裂时很有效，但是偶尔也需要缝合技术。动脉损伤很少发生。

动、静脉血栓很少见，发生率不足 1%。术中通过使用电生理监测仪或者血氧监测仪放置于左侧的大脚趾或小脚趾来实行监测，因为左侧经常发生闭塞。周期性地放松牵开器是有帮助的，这能够允许血管适当放松并且恢复血流量 1~2min。研究中发现超过一半的患者在 L4/5 间隙实行 ALIF 时，左侧的髂血管会被压瘪从而血氧监测显示为氧饱和度下降[5]。相关的改变也表现在体位诱导电生理监测上。

输尿管损伤虽然少见但在作者的实践中也发生过。其中 1 例被当时确诊，另 2 例形成迟发性输尿管囊肿，都得到了良好的评估和修复。在文献中极少数案例报道过输尿管损伤，尤其是在开放和微创 ALIF 手术中[6]。再次强调，手术时必须非常小心以避免输尿管损伤。

另一种可能出现的并发症是交感神经反应，有的患者抱怨术后一条腿的体温低，这是因为有效侧的血流量增加，例如患者行左侧手术，那么表现为右侧的流量减少。通常 2~3 个月能够恢复。

淋巴系统损伤是非常罕见的并发症。有时能看到有乳糜从淋巴系统流出。可以应用血管夹避免术后渗漏，很少应用术后引流，通常可以自行停止渗漏。

前路处理椎间盘时可能会损伤个别神经根。必须非常小心处理侧方解剖结构和放置牵开器。如果牵开器在椎间隙放置过深，尤其是左侧入路处理 L5/S1 节段，如果右侧牵开器放置过深会压迫 L5 神经根。作者曾经见到 1 例因为这个原因术后出现足下垂的患者。在手术过程中必须非常仔细，不仅通过 X 线确认牵开器不要放置太靠后侧，而且所有的手术成员必须确认牵开器位置。在前方放置融合物时把椎间盘组织推向后侧而挤压神经根的情况很少发生。在这种情况下，患者通常会有一个新发的且很严重的神经根疼，需要进行后侧椎间盘切除术来解除神经压迫症状。

损伤副交感神经或者髂前的副交感神经丛会导致男性逆行性射精。逆行性射精是一种射精后精液进入膀胱的并发症。患者不会发生不育，只要将精液回收，患者仍然可以生育。在开放性手术中这是常见的损伤，因为手术入路像腹腔镜手术一样要经过腹膜。在微创手术中，L5/S1 椎前的腹膜被牵开，神经随腹膜移动从而降低了损伤风险。在作者所在单位，逆行性射精不是一种常见并发症，各个文献报道的发生率有所不同，通常为 0.3%~6%[7,8]。最近对 41 例行 ALIF 的男性患者的单中心研究发现，用术后的精子量来鉴定逆行性射精，其发生率大约是 10%[9]。文献报道中这种并发症发生率产生差异的原因可能与外科医师的技术有关或者缺乏统一的筛选标准。这个研究用精子的数量来验证这个并发症，口头询问患者时，其总体发生率为 42%[9]。这比其他报道要高很多。最近的一个询问性研究显示逆行性射精的发生率约为 9%[10]。

另一个并发症是潜在的腹腔脏器损伤。在入路开始时，可能损伤腹膜，如果使用电刀切开最后一层筋膜或者腹横筋膜时，必须注意可能电灼伤腹膜或者小肠。如果出现，由血管外科医生或者入路医生根据损伤情况来决定是否缝合缺损或者是否行部分切除术。当然这种并发症相当少见。

动、静脉血栓形成是少见的并发症，可以通过减少牵引器的使用时间来减少血栓形成，如果动脉没有广泛动脉粥样硬化（绝对禁忌证），最好是与入路医生商议牵开器的使用时间。

结论

　　Mini-ALIF 对于稳定脊柱前柱是一种可行的技术。与一名经验丰富的入路医生合作，并发症发生率很低。严重的并发症是可能发生的，但是对细节方面上仔细把握能够避免并发症。熟练掌握前方解剖结构在入路中是关键。由于血管解剖特点，入路相关的并发症在 L4/5 椎间盘水平更容易发生。在该部位实施过腹部手术的患者，更容易出现血管和内脏的损伤。患者不论之前做过任何类型的腹部手术都必须仔细筛查，评估其与脊柱的关系。血管并发症的风险也可以通过术前 CT 扫描来评价血管钙化程度，若钙化明显需要选择其他手术入路来进行脊柱前柱手术。然而在 ALIF 中遇到这种类型的并发症可能是灾难性的，可以通过仔细评估及术前筛查，在手术时选用有经验的入路医生及一个完善的针对血管及内脏损伤的应对计划会降低这种风险。仔细筛查和熟悉腰椎前方解剖以及训练处理椎间隙的技术能够减少 Mini-ALIF 手术中并发症的风险。

参考文献

1. Boos N, Rieder R, Schade V, et al. 1995 Volvo award in clinical sciences. The diagnostic accuracy of magnetic resonance imaging, work perception, and psychosocial factors in identifying symptomatic disc herniations. Spine. 1995;20:2613-25.
2. Berg S, Isberg B, Josephson A, et al. The impact of discography on the surgical decision in patients with chronic low back pain. Spine J. 2012;12:283-91.
3. Block AR, Ohnmeiss DD, Guyer RD, et al. The use of presurgical psychological screening to predict the outcome of spine surgery. Spine J. 2001;1:274-82.
4. Brau SA, Delamarter RB, Schiffman ML, et al. Vascular injury during anterior lumbar surgery. Spine J. 2004;4: 409-12.
5. Brau SA, Spoonamore MJ, Snyder L, et al. Nerve monitoring changes related to iliac artery compression during anterior lumbar spine surgery. Spine J. 2003;3:351-5.
6. Isiklar ZU, Lindsey RW, Coburn M. Ureteral injury after anterior lumbar interbody fusion: a case report. Spine. 1996;21:2379-82.
7. Brau SA. Mini-open approach to the spine for anterior lumbar interbody fusion: description of the procedure, results and complications. Spine J. 2002;2:216-23.
8. Kaiser MG, Haid RW, Subach BR, et al. Comparison of the mini-open versus

laparoscopic approach for anterior lumbar interbody fusion: a retrospective review. Neurosurgery. 2002;51:97-103.
9. Tepper G, Rabbani R, Yousefzadeh M, et al. Quantitative assessment of retrograde ejaculation using semen analysis, comparison to a standardized qualitative questionnaire, and investigating the impact of rhBMP-2. Spine (in press).
10. Lindley EM, McBeth ZL, Henry SE, et al. Retrograde ejaculation following anterior lumbar spine surgery. Spine. 2012;37:1785-9.

轴位腰椎椎间融合术

作者：Steven J Fineberg, Matthew Oglesby, Kern Singh

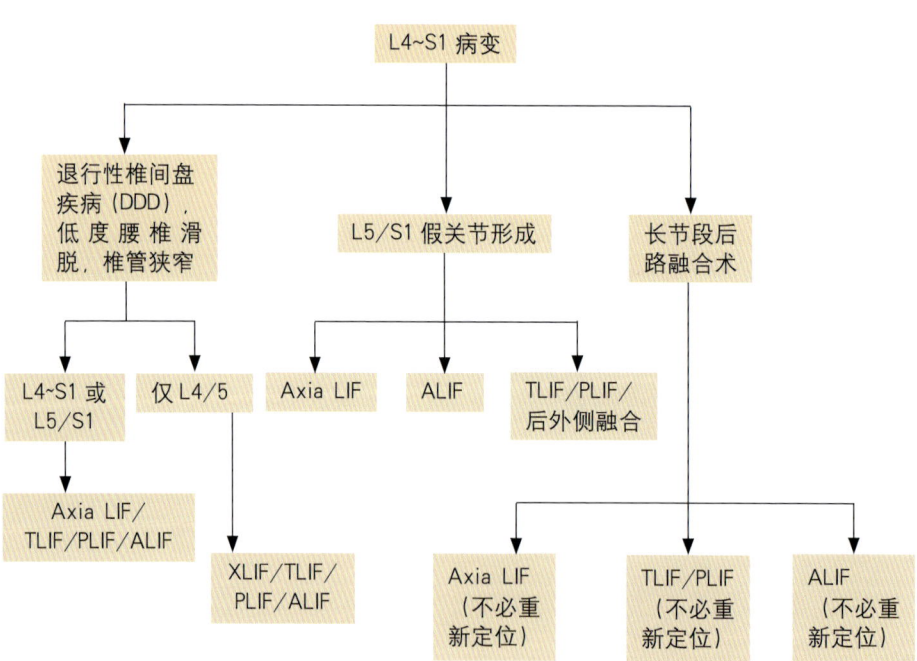

简介

内固定融合术逐渐成为脊柱外科医生中一种流行的术式。暴露腰椎的术式经常需要切开大量的椎旁肌肉，其导致的去神经和生理改变可能会引发腰椎不稳和残留痛[1-3]。微创手术（MIS）与开放手术相比，在减少软组织创伤的同时有相同的融合率[4-6]。Axia LIF（轴位椎间融合术）是一种微创手术，它经皮经过骶前入路到达脊柱腰骶部，这种入路由 Cragg 等发展而来[7]，其在 2003 年首次被报道，这种新颖的方法可以垂直进入脊柱腰骶部前方来做 L4/5 和 L5/S1 节段的椎间盘切除和融合。对退行性椎间盘疾病、椎管狭窄、手术失败的假关节形成、1 度和 2 度腰椎滑脱，Axia LIF 可以恢复椎间盘高度、矫正脊柱前凸畸形、恢复冠状位序列，达到和其他微创手术一致的融合率[8-10]。

患者评估

通过正、侧位和骶部全长的影像学图像来评估患者是否适合采取 Axia LIF 手术[9]。Axia LIF 的手术入路使用相对较少的骶前区域就能在 S1/2 椎间盘水平到达骶骨。骶骨前方的解剖包括骶骨前方和壁腹膜之前的松散组织和脂肪，它们容易被游离并回缩前方的直肠，可以直接到达进针点[10]。需要获得通过骶骨尖的 MRI 来评估骶前间隙的大小，因为较小的矢状位间隙会导致较高的直肠损伤风险[9,11]（图 8-1）。女性比男性的骶前间隙明显更小，所以潜在风险会更高[11]。术前的 MRI 上需要标注血管解剖来确保骶前间隙内没有任何异常血管。骶正中动脉在到达骶骨岬的时候通常是比较小的，所以损伤的风险也比较小[7]。憩室炎、炎症性肠病和既往盆腔手术是 Axia LIF 手术的禁忌证，因为上述原因可能会导致盆腔内有瘢痕。利用影像模板来选择合适的患者，植入物的尺寸和套管、套管针合适的入路（图 8-2）。手术之前应该进行标准的术前肠道准备。术前肠道准备需要排净肠内容物使直肠容易活动，这样可以降低直肠穿孔的可能性[11]。

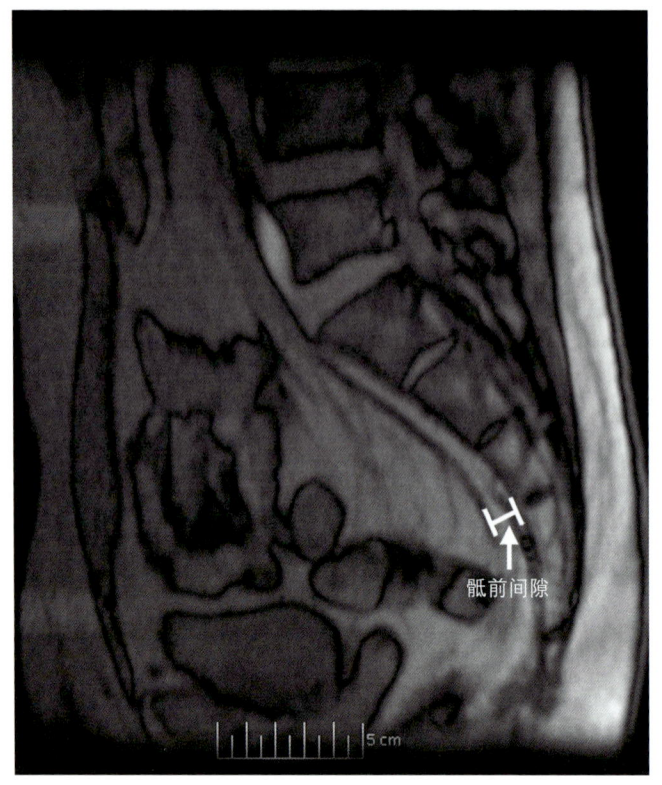

图 8-1　在正中矢状位 MRI 上测量骶前间隙的宽度。骶前间隙前方边界是脏腹膜，后面是骶前筋膜

手术体位

患者俯卧位放置在 Jackson 手术床上以便进行正、侧位透视。放置腰垫使患者骶骨抬起以便轴位进入并到达脊柱腰骶部。对腰部和臀部区域消毒并覆盖无菌单。因为手术切口位于中线，术者的优势手可以朝向足的方向，这样器械操作起来更方便。C 臂和图像显示器置于术者对面。可以向直肠充入空气并放置 foley 管，以使直肠在操作中实现可视化。

手术技术

在臀沟上方可以触及尾骨旁凹槽处沿尾骨侧面做 2cm 长的切口（图 8-3），

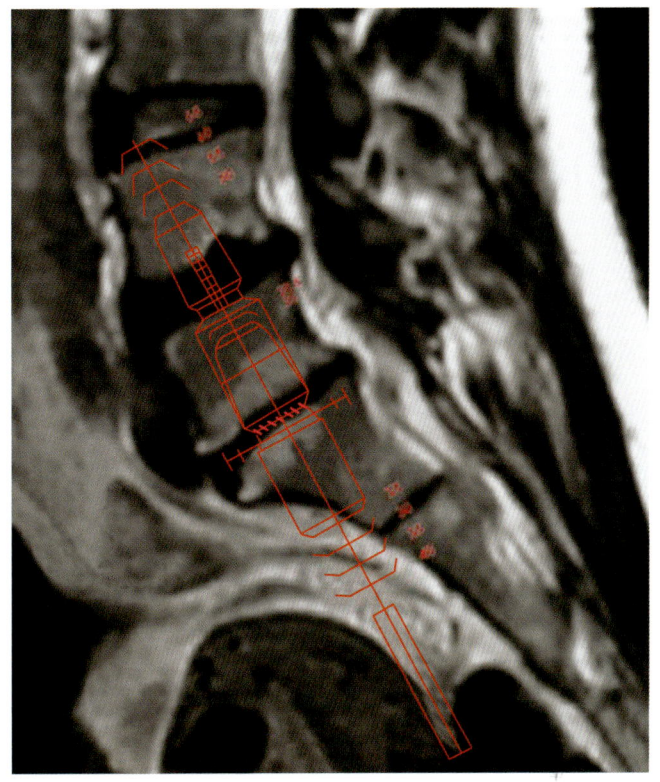

图 8-2 在腰骶部连接处正中矢状位 MRI 上用 AxiaLIF 2L+ 模板测量轨迹和植入物尺寸

手指钝性分离壁腹膜至前方（图 8-4），钝的套管针用于穿透筋膜到达骶前间隙。骶前间隙的边界：前面是直肠系膜的脏面，后面是覆盖静脉丛和骶骨的骶骨前筋膜[9]。在 C 臂正位透视下，套管针从后方直接进入到达骶骨前方（图 8-5）。套管针沿着骶前缓慢前行直到 C 臂侧位透视下针头到达 S1/2 椎间隙水平（图 8-6）。

下一步是决定合适的入路，这一步对于决定植入物的位置至关重要，在 C 臂侧位透视下套管针重新插向 L5/S1 椎间隙中心并且导针通过套管针接近骶骨（图 8-7）。然后取下套管针，留下导针，再沿着导针使用连续可扩张牵开器建立到达骶骨的工作通道。用 10mm 套管通道维持工作通道，用 9mm 钻头扩张工作通道至 L5/S1 间隙（图 8-8）。此时，移除导针和钻，就可以获得到达 L5/S1 椎间盘的轴向通道。

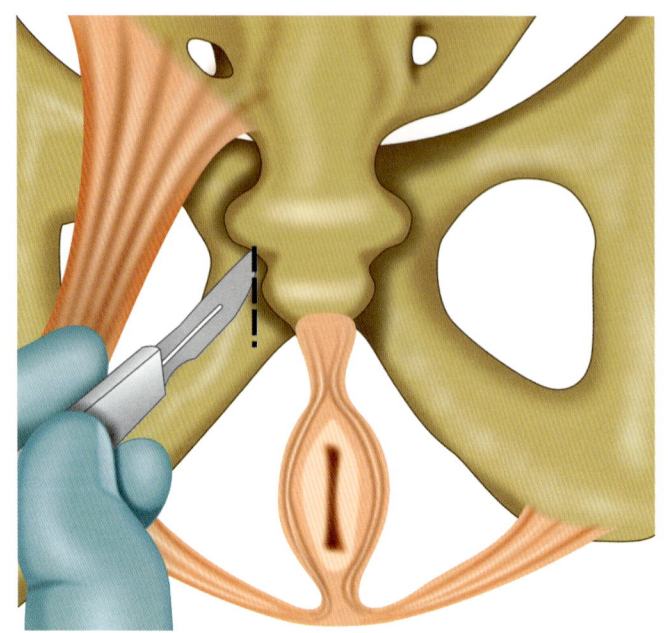

图 8-3 图示尾骨旁切口的位置

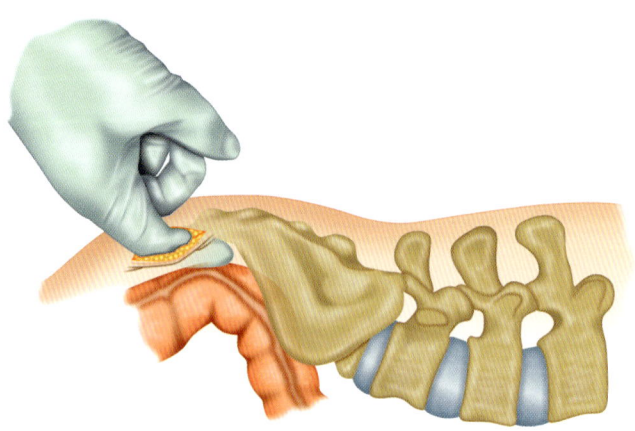

图 8-4 图示手指钝性分离骶前间隙。当向前方游离直肠的时候触诊后方的尾骨尖

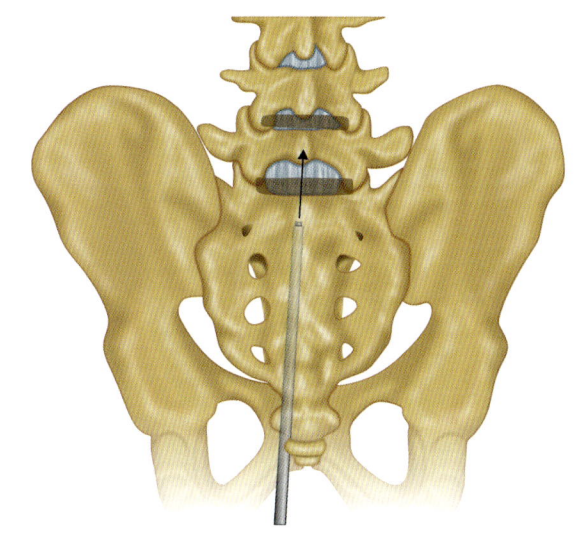

图 8-5　在正位平面上套管针位于骶骨前方正中间

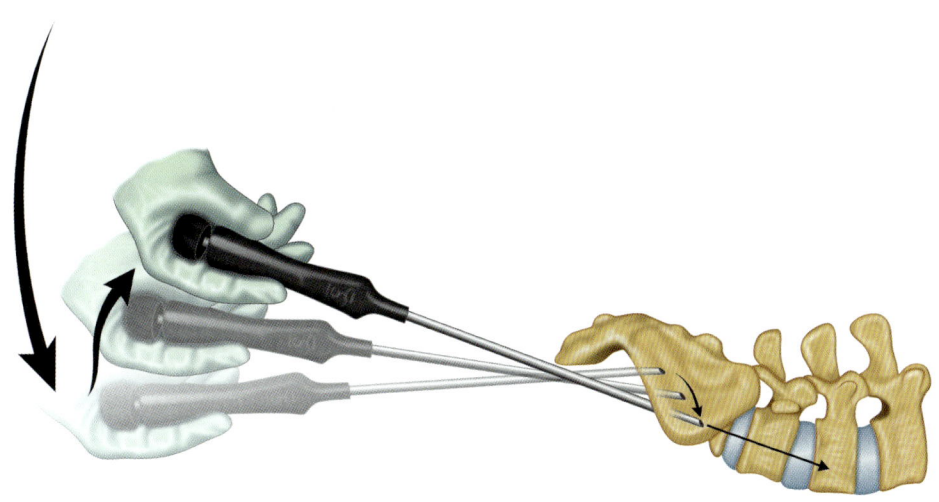

图 8-6　套管针沿着骶骨前缓慢向前直至到达进针点

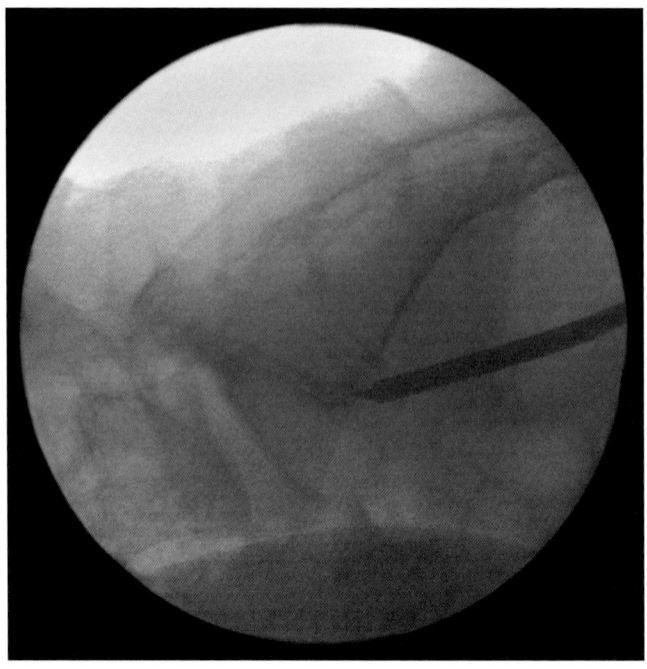

图 8-7 侧位透视下显示导针置入时的轨迹,在 S1/2 椎间隙水平起始,沿着骶骨前方朝着 L5/S1 椎间盘中点方向

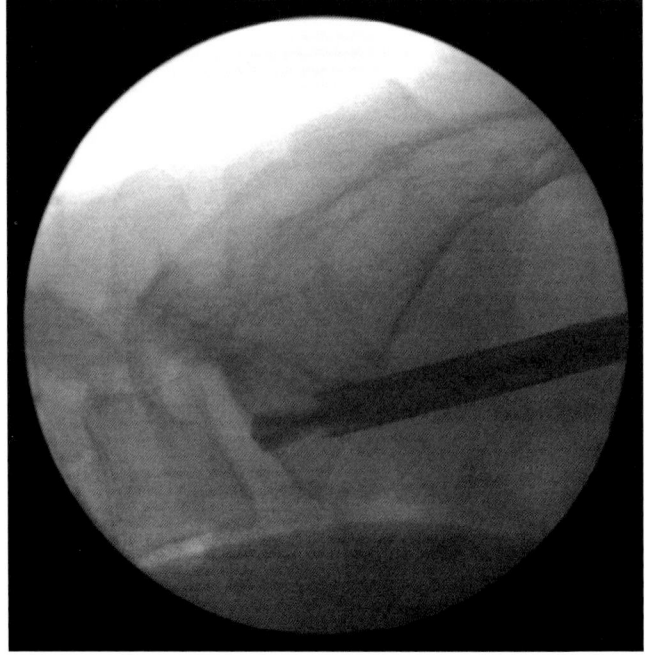

图 8-8 用钻朝向 L5/S1 椎间隙扩张工作通道

接下来的重点是进行椎间盘切除。用各种型号的镍钛合金椎间盘切除器切除髓核，呈放射状磨除终板，留下出血的骨床用于融合（图 8-9）。切除的组织用髓核钳取出，纤维环要完整保留，凹陷的椎间隙用骨块填充，可利用钻取通道时获得的骨组织，或者使用其他植骨材料代替。

剩余的步骤取决于不同椎间盘水平和植入物的不同。Axia LIF 有 3 种型号的植入物可供选择：L5/S1 14mm 不可延长棒，L5/S1 可延长棒（Axia LIF

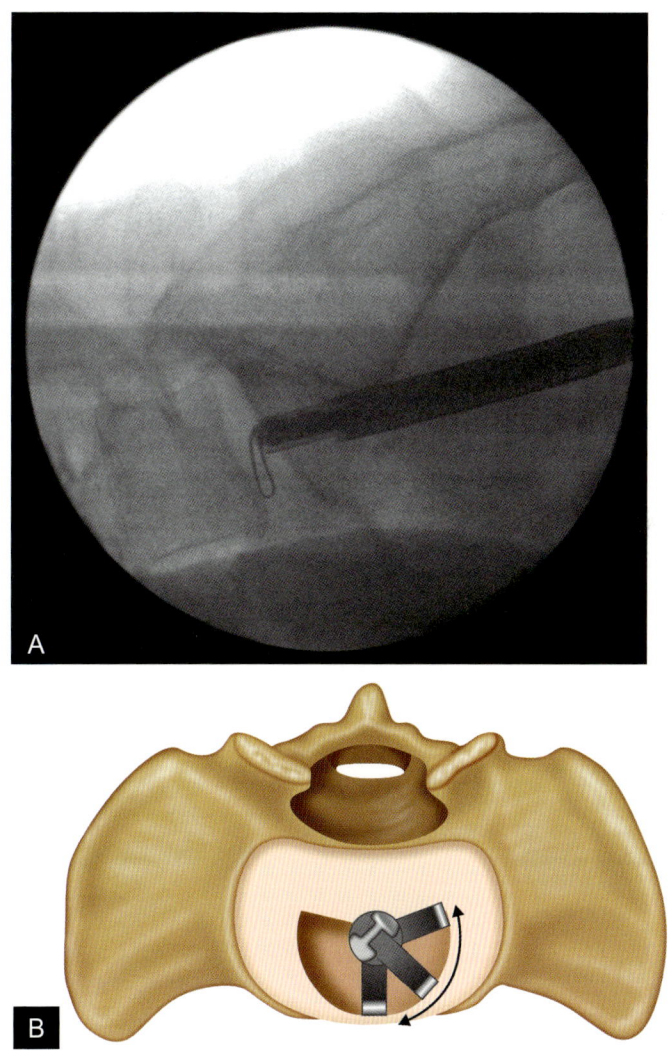

图 8-9　A. 侧位透视显示椎间盘切除器切除 L5/S1 椎间盘；
B. 图示轴位视角下椎间盘切除器呈放射状切除椎间盘

1L+），L4~S1双节段可延长棒（Axia LIF 2L+）。对L5/S1不可延长棒，在C臂侧位透视下用7.5mm钻头钻入L5椎体，置入一种可测量轴位棒长度的装置。将1个可变套管置入工作通道与骶骨平齐，不可延伸棒沿着L5/S1椎间隙在透视下置入。

Axia LIF 1L+是一种商业化模棒，包括L5锚定、S1锚定、可延伸棒和固定棒。植入这种连接棒时，在骶骨的工作通道需要用10.5mm钻钻孔。将12mm套管继续向前穿过骶骨到达L5椎体的下终板。然后用10.5mm钻钻过L5椎体，用试模再次测量植入物尺寸，将L5锚定、S1锚定和可延长棒装配完毕。可延长棒往前直到L5锚定完全置于L5椎体中，可延长棒继续前行完全恢复间盘高度，这样也间接减压了神经根孔，最后将固定棒完全置入套管内完成轴位重建（图8-10）。

Axia LIF 2L+包括L4/L5锚定、S1锚定、可延长棒和固定棒。当施行双节段融合术的时候，与准备L4/5椎间盘的步骤是一样的，但还有一些特殊的步骤。工作通道再次扩大至10.5mm，L5/S1椎间盘切除和植骨完成后，套管继续前行直至工作通道到达L5椎体的下终板，10.5mm钻再次用于扩张工作通道至L4/5椎间隙，椎间盘摘除、终板准备完成后，再于L4/5准备植骨床，在C臂透视

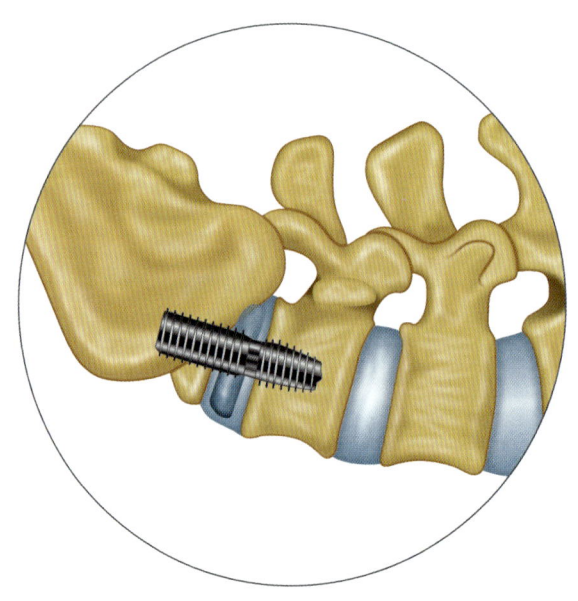

图8-10　图示在L5/S1椎间隙牵开后植入Axia LIF 1L+连接棒

下用 9mm 钻头钻 L4 椎体，注意不要钻透 L4 椎体的前后皮质骨。置入试模棒测量植入物尺寸，置入组装好的装置直至 L4/5 连接棒置于椎体，L4/5 连接棒有多种不同的置入角度和直径用以扩张 L4/5 椎间隙。当连接棒置入后，要确保 S1 锚定不能穿过椎间隙进入 L5 椎体。然后可延长棒在 C 臂透视下延长至 L5/S1，在 S1 锚定和所有部件锁定后，置入固定棒（图 8-11）。

Axia LIF 可用作一种独立的固定设备，但也可加用经皮椎弓根钉。

优点、缺点和并发症

早期的报道证实了良好的结果。有一些并发症需要外科医生了解[11,14]。这些不常见的并发症包括直肠穿孔、骶骨骨折和盆腔血肿等，是这种手术入路特有的。总体上这种手术方式并发症的发生率与前路腰椎融合术（ALIF）、经椎间孔腰椎融合术（TLIF）、后路腰椎融合术（PLIF）是一样的。近期 Lindley 等报道了 Axia LIF 手术并发症的发生率是 26.5%、ALIF 是 38.3%、TLIF 是 34%、PLIF 是 33.1%，它们之间没有明显差异。施行 Axia LIF 手术组的最常见的并发症是假关节形成和表面感染，发生率分别为 8.8% 和 5.9%[11]。

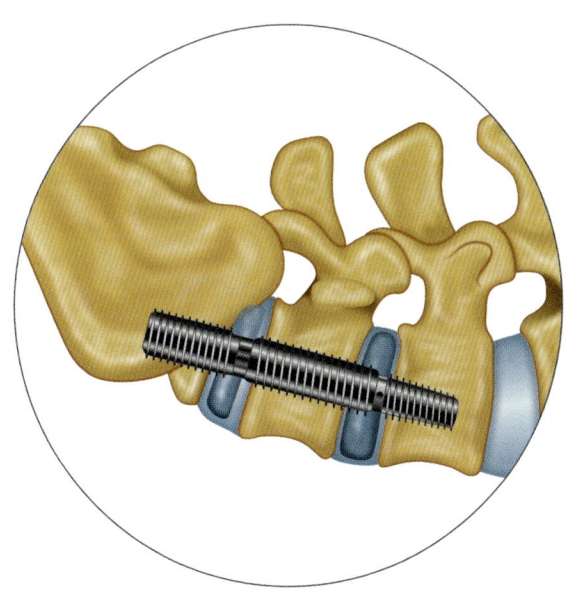

图 8-11　图示在 L4/5 和 L5/S1 椎间隙牵开后 Axia LIF 2L+ 连接棒的最终位置

其中最严重的并发症之一是在骶骨前间隙中损伤直肠,如果做好详细的术前准备,如评估骶骨前间隙的大小和盆腔中难以与直肠相分离的附着组织,可以避免直肠损伤。一些外科手术医生提到术前肠道准备和/或直肠充气可以降低风险[8,9,11]。直肠损伤可能发生在术中,或者发现于术后几天出现腹膜后感染或脓肿时。当证实直肠穿孔时,应当马上进行综合外科会诊。术中发生的直肠损伤,治疗包括冲洗、直接修复、肠道休息和使用抗生素或者需要行回肠造口术或结肠造口术[9,19]。

盆腔出血是 Axia LIF 相关的另一种潜在并发症,由于此种术式属于微创,在术中可能不会被发现。骶骨中动脉通常在骶骨手术入口处较小,不容易损伤[10]。另外髂部血管通常离 S1/2 中线 4cm[20]。骶前静脉丛正好位于骶前筋膜的后方,在穿刺套管针的过程中如果筋膜变异就会增加风险,如果穿刺套管针太靠前,包含血管的直肠系膜会有较高的损伤风险[7]。有报道称有的患者在术后因血流动力学不稳定而需要输血。然而出血通常是位于腹膜后,当填塞后会自动停止,盆腔的血肿可自行消失[11]。

术前影像学检查和影像模板测量对防止这种特殊手术入路并发症的发生十分重要[8]。必须在侧位 X 线片和矢状位 MRI 上评估骶骨的形态,以确保经尾骨通过骶骨前间隙进入腰骶部椎骨的合适路径[21,22],这在准备双节段或腰椎滑脱畸形的手术中非常重要[8,22~24]。试模应该与术前影像相比较,以确保植入物的位置距离 L4 和 L5 椎体前后壁至少 6mm,并且距离 S1 后壁至少 7mm[22,23]。

与很多脊柱外科微创手术方法相同,精确的透视技术非常重要。这种技术在 Axia LIF 手术中尤其重要,因为 Axia LIF 的成功很大程度上依赖于穿刺的通道。开始放置导针之前,应在 C 臂透视下,在冠状位和矢状位上调整进针点。导针的方向最终决定穿过椎体的连接棒的位置。Yan 等指出从骶尾骨连接处到 L5/S1 椎间隙中心的通道方向,适用于大部分单节段手术的患者[21]。然而,在双节段的 Axia LIF 手术中,通道朝向 L4/5 椎间隙中心,可能不适合所有的患者[23]。

结果（图 8-12）

脊柱微创手术就是利用肌肉间隙入路的方法获得可持续的成功的临床结果，同时避免不良后果，减少手术出血量，缩短住院时间。自从 Axia LIF 第一

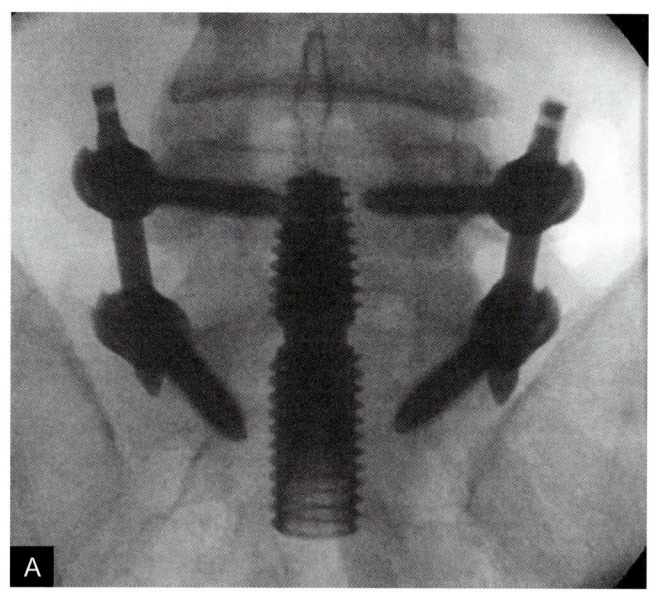

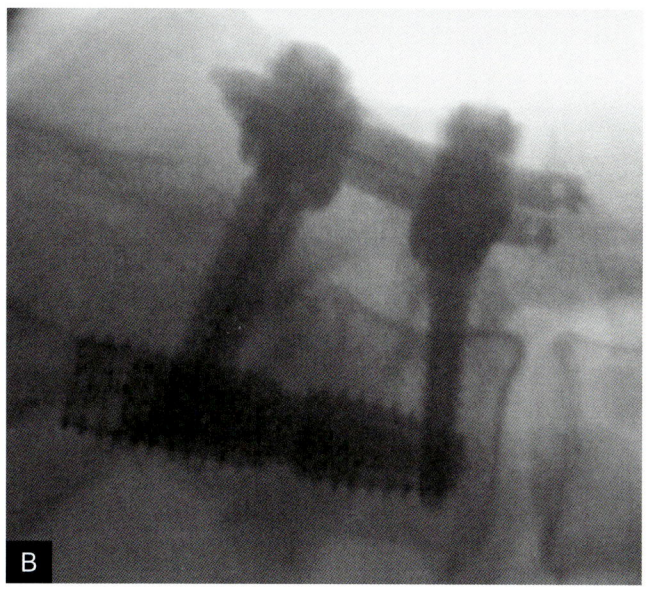

图 8-12　正位（A）和侧位（B）透视下植入物的最终位置，包括 Axai LIF 1L+、后路椎弓根钉和连接杆

次被报道以来，其引发了大量的临床和生物力学研究来评估这种技术的应用。尽管有多种回顾性研究报道了 1~2 年的随访，但没有提供长期随访结果。在 2 年的随访中，单节段 Axia LIF 结果已经经过 X 线或者 CT 证实有 91%~100% 的融合率[3,9,10,14,25~26]。Aryan 等报道了施行 L5/S1 Axia LIF 独立手术的患者的平均手术时间为 42min，出血量为 30mL，住院时间为 21h[10]。Tobler 等报道了他们的 26 例患者，施行 1 个和 2 个节段的 Axia LIF 联合后路经小切口椎弓根固定的手术，单节段和双节段的手术时间分别是 191min 和 256min[14]，出血量分别是 137mL 和 363mL。在这份研究中的住院时间通常为 2~3 天。另外，多种研究表明单节段和双节段手术的患者在 2 年随访时在 ODI（oswestry 功能障碍指数）和 VAS（视觉模拟评分）评分中都有明显改善[3,10,14,27]。

双节段 Axia LIF 近来才被介绍，也报道了第一份短期随访研究。几份早期的研究证明双节段手术和单节段手术有相同的融合率，高达 90%[14,28]。Marchi 等近期报道了双段连接杆的放射透视性是 52%，移动棒的放射透视性是 24%，在 2 年的随访中只有 22% 的融合率[22]。连接杆周围的放射透视性在 L4 椎体是最显著的。这份研究有局限性，其中只使用了人工合成骨材料，其可能导致放射透视性增加，造成假关节形成和假体下沉。必须进行更多的长期前瞻性和回顾性研究以进一步评估这项技术。

结论

Axia LIF 是一种新颖的经过尾骨周围骶前间隙的技术，用于治疗腰骶部的退行性椎间盘疾病、假关节形成、腰椎滑脱引起的腰背部疼痛。这项技术是独特的，因为它可以微创垂直进入椎间盘，同时保留纤维环、后纵韧带（PLL）、前纵韧带（ALL），并且保证椎旁肌肉完好。推荐联合后路经椎弓根螺钉或者是经关节突螺钉固定。尽管并发症很少，但是像直肠穿孔这样的并发症，可能会给患者带来严重伤害。对于适合的患者，Axia LIF 手术有潜在的优势，它可以提供优秀的可重复的影像学上的融合，在减少疼痛和功能恢复方面有所提高。Axia LIF 也可减少出血量、降低术后疼痛、缩短住院时间，这与其他微创技术的趋势相一致。尽管需要深入研究去评估这种手术的有效性，但轴向入路可潜在地提供 L4~S1 椎体的前路稳定性，这对脊柱外科医生治疗腰骶部疾病来说是非常有利的。

致谢

作者衷心地感谢 Trans1,Inc.（Wilmington, NC, VSA）提供本章中的影像图片，但作者并未通过推荐 Axia LIFTM 或 Trans1,Inc. 的产品获得经济利益。

参考文献

1. Zoidl G, Grifka J, Boluki D, et al. Molecular evidence for local denervation of paraspinal muscles in failed-back surgery/postdiscotomy syndrome. Clin Neuropathol. 2003;22:71-7.
2. Motosuneya T, Asazuma T, Tsuji T, et al. Postoperative change of the cross-sectional area of back musculature after 5 surgical procedures as assessed by magnetic resonance imaging. J Spinal Disord Tech. 2006;19:318-22.
3. Tobler WD, Gerszten PC, Bradley WD, et al. Minimally invasive axial presacral L5-S1 interbody fusion: two-year clinical and radiographic outcomes. Spine (Phila Pa 1976). 2011;36:E1296-301.
4. Adogwa O, Parker SL, Bydon A, et al. Comparative effectiveness of minimally invasive versus open transforaminal lumbar interbody fusion: 2-year assessment of narcotic use, return to work, disability, and quality of life. J Spinal Disord Tech. 2011;24:479-84.
5. Wu RH, Fraser JF, Hartl R. Minimal access versus open transforaminal lumbar interbody fusion: meta-analysis of fusion rates. Spine (Phila Pa 1976). 2010;35:2273-81.
6. Smith ZA, Fessler RG. Paradigm changes in spine surgeryevolution of minimally invasive techniques. Nat Rev Neurol. 2012;8(8):443-50.
7. Cragg A, Carl A, Casteneda F, et al. New percutaneous access method for minimally invasive anterior lumbosacral surgery. J Spinal Disord Tech. 2004;17:21-8.
8. Rowshan K, Bhatia N. Percutaneous transsacral lumbar interbody fusion. In: Wang JC (Ed). Advanced Reconstruction: Spine. Rosemont, IL: American Academy of Orthopaedic Surgeons; 2011. pp. 535-41.
9. Nunley PD. Alternative approaches for lumbar fusion: axial lumbar interbody fusion (AxiaLIF). In: Sandhu FA, Voyadzis JM, Fessler RG (Eds). Decision Making for Minimally Invasive Spine Surgery. New York: Thieme Medical Publishers, Inc.; 2011. pp. 115-30.
10. Aryan HE, Newman CB, Gold JJ, et al. Percutaneous axial lumbar interbody fusion (AxiaLIF) of the L5-S1 segment: initial clinical and radiographic

experience. Minim Invasive Neurosurg. 2008;51:225-30.
11. Lindley EM, McCullough MA, Burger EL, et al. Complications of axial lumbar interbody fusion. J Neurosurg Spine. 2011;15:273-9.
12. Akesen B, Wu C, Mehbod AA, et al. Biomechanical evaluation of paracoccygeal transsacral fixation. J Spinal Disord Tech. 2008;21:39-44.
13. Erkan S, Wu C, Mehbod AA, et al. Biomechanical evaluation of a new AxiaLIF technique for two-level lumbar fusion. Eur Spine J. 2009;18:807-14.
14. Tobler WD, Ferrara LA. The presacral retroperitoneal approach for axial lumbar interbody fusion: a prospective study of clinical outcomes, complications and fusion rates at a follow-up of two years in 26 patients. J Bone Joint Surg Br. 2011;93:955-60.
15. Rajaraman V, Vingan R, Roth P, et al. Visceral and vascular complications resulting from anterior lumbar interbody fusion. J Neurosurg. 1999;91:60-4.
16. Rihn JA, Patel R, Makda J, et al. Complications associated with single-level transforaminal lumbar interbody fusion. Spine J. 2009;9:623-9.
17. Villavicencio AT, Burneikiene S, Bulsara KR, et al. Perioperative complications in transforaminal lumbar interbody fusion versus anterior-posterior reconstruction for lumbar disc degeneration and instability. J Spinal Disord Tech. 2006;19:92-7.
18. Okuda S, Miyauchi A, Oda T, et al. Surgical complications of posterior lumbar interbody fusion with total facetectomy in 251 patients. J Neurosurg Spine. 2006;4:304-9.
19. Botolin S, Agudelo J, Dwyer A, et al. High rectal injury during trans-1 axial lumbar interbody fusion L5-S1 fixation: a case report. Spine (Phila Pa 1976). 2010;35: E144-8.
20. Oto A, Peynircioglu B, Eryilmaz M, et al. Determination of the width of the presacral space on magnetic resonance imaging. Clin Anat. 2004;17:14-6.
21. Yan N, Zhang HL, Gu GF, et al. Magnetic resonance imaging analysis of surgical trans-sacral axial L5/S1 interbody fusion. Chin Med J (Engl). 2011;124:2911-4.
22. Marchi L, Oliveira L, Coutinho E, et al. Results and complications after 2-level axial lumbar interbody fusion with a minimum 2-year follow-up. J Neurosurg Spine. 2012;17(3):187-92.
23. Liu BF, Zhang LG, Liu YB, et al. Is the transsacral axial interbody fusion a candidate surgical approach for fusing both L5/S1 and L4/5? Chin Med J (Engl). 2011;124:215-7.
24. Luther N, Tomasino A, Parikh K, et al. Neuronavigation in the minimally invasive presacral approach for lumbosacral fusion. Minim Invasive Neurosurg. 2009;52:196-200.
25. Gerszten PC, Tobler WD, Nasca RJ. Retrospective analysis of L5-S1 axial lumbar interbody fusion (AxiaLIF): a comparison with and without the use of recombinant

human bone morphogenetic protein-2. Spine J. 2011;11: 1027-32.
26. Gerszten PC, Tobler W, Raley TJ, et al. Axial presacral lumbar interbody fusion and percutaneous posterior fixation for stabilization of lumbosacral isthmic spondylolisthesis. J Spinal Disord Tech. 2012;25:E36-40.
27. Asgarzadie F, Khoo LT, Cosar M, et al. One year outcomes of minimally-invasive presacral appoach and instrumentation technique for anterior lumbosacral intervertebral discectomy and fusion. Spine J. 2007;7: 26S-7S.
28. Pimenta L, Pesantez A, Lhamby J, et al. Two levels presacral Axial Lumbar Interbody Fusion (AxiaLIF): A prospective 12 months follow up: clinical and radiological results. Global Symposium on Motion Preservation Technology; 8th Annual Meeting. Miami, Fl, May 6-9, 2008.

第 4 部分

微创手术器械

9 脊柱微创手术器械——牵开器系统
10 微创手术植入物选择及生物制品

脊柱微创手术器械
——牵开器系统

作者：Ngoc-Lam M Nguyen, Daniel A Baluch, Alpesh A Patel

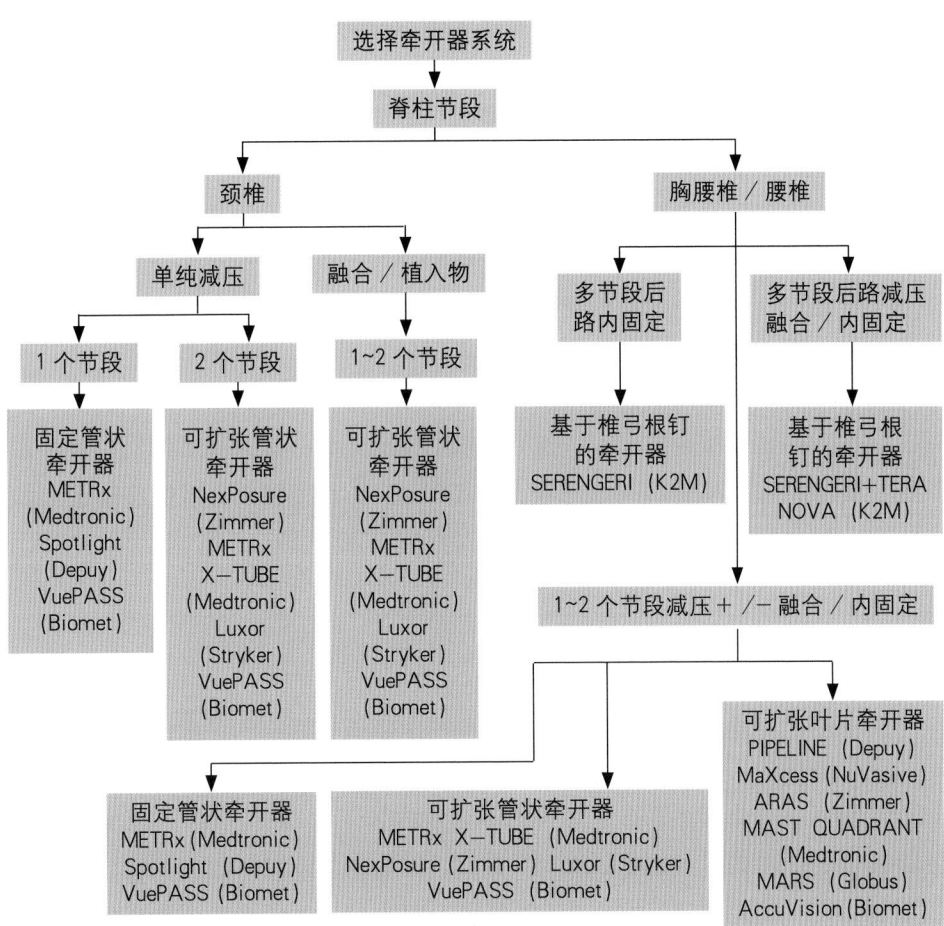

简介

传统的开放脊柱手术通常需要广泛软组织剥离和长时间固定牵拉以充分暴露术野。多项研究报道，传统的开放前路和后路手术方式可能会导致切口疼痛、牵拉所致的局部缺血和去神经化引起的肌肉萎缩、血管和神经损伤，以及性功能障碍等[1-7]一系列并发症。脊柱外科医生们认识到这些问题有时会降低手术的临床效果，因此一直致力于探索使软组织损伤最小化的微创手术入路。在过去的几十年中，微创技术的进步使外科医生们能够将术野局限于病变部位，从而保护病变部位周围正常的骨骼、肌肉和韧带结构，以此减少手术入路相关的诸多并发症。

微创入路是通过在病变部位逐级放置扩张器建立手术通道来实现的。术者可以通过依次使用更大的套筒来扩大手术窗以避免直接剥离或切断肌肉和韧带组织。一旦通道扩张至合适大小，将最终牵开器放置在所需的手术节段即可。最初，牵开器是由固定尺寸的空心管构成，此后，随着实时扩张和成角空心管的改良，微创手术视野更加清晰。这一技术革新比改用更大直径的管状牵开器更简单，但是操纵长器械和从固定的近端入口通过深部套管传递内植物的不便始终是困扰术者的难题。在认识到这一局限性后，在微小通道器械方面发明了可独立扩张的叶片，使术者在调整术野暴露和多节段可视化方面更灵活。

目前，小通道脊柱手术器械的最新发明是基于椎弓根钉的牵开器系统，该系统可一步完成经皮内固定与软组织牵开，从而节约术中调整设备的时间。此外，内置内窥镜光源或可加用外部聚焦照明（如头灯或显微镜）的微创牵开器系统，便于术中直视脊柱解剖结构，避免了 3D 影像显像失真及内窥镜显示器色彩失真带来的不便。

操作步骤 / 置入路径

所有的牵开器系统的使用和入镜点的确定都需要固定的手术室配置和精确的患者体位摆放。患者在手术床上摆好体位后，立即通过透视确定手术节段；中线则通过棘突定位确定。获取相关节段的标准前后位（AP 位）影像对于避免旋转误差和视觉误差至关重要。计划切口一般位于中线外侧。于合适的定位点做切口后，切开筋膜，Wiltse 间隙是置入逐级扩张器的天然且成熟的间隙。

经典的 Wiltse 入路是通过骶棘肌和最长肌之间的间隙进入，到达腰骶段的椎弓、椎板、关节突复合体以及横突[8]。此入路在最初的描述中定位于中线侧方 4.5cm，而许多近期解剖学研究证实，这一自然间隙在不同脊柱节段存在定位差异，在不同的脊柱节段，差异范围为 2.4~7.0cm[9]（图 9-1）。与正中切口相比，Wiltse 切口可更好地保护软组织、棘上韧带和棘间韧带，出血更少（因为此处为相对无血管区），同时可减轻患者术后疼痛[8,10]。

实际上，真正的 Wiltse 间隙并不常用于放置微创通道牵开器。当然，经典的 Wiltse 切口已经很成熟，切口长度和偏离中线的距离通常由微创入路的类型决定（图 9-2）。切开筋膜后，将钝头套筒针（trochar）直接插入术者所需的置入点，作者不建议使用克氏针，因为克氏针可能会刺入椎板间隙，导致硬膜撕裂和/或神经损伤。通过钝头套筒针，逐渐增大扩张器尺寸以扩大术野直至显

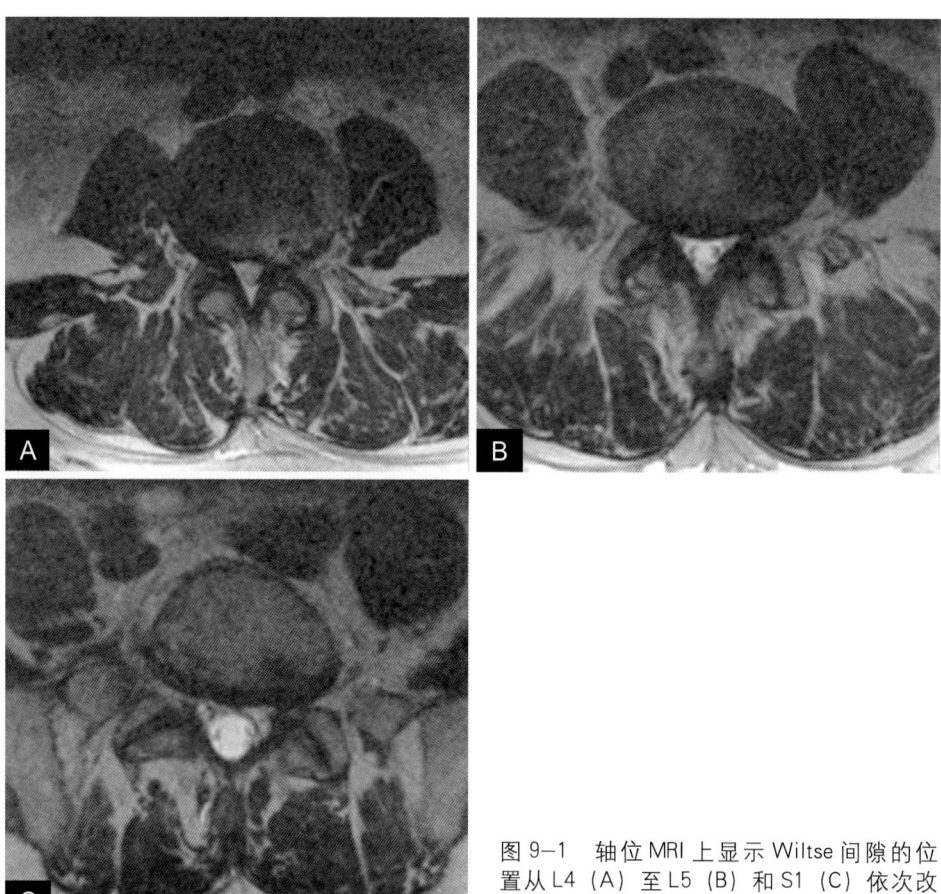

图 9-1 轴位 MRI 上显示 Wiltse 间隙的位置从 L4（A）至 L5（B）和 S1（C）依次改变

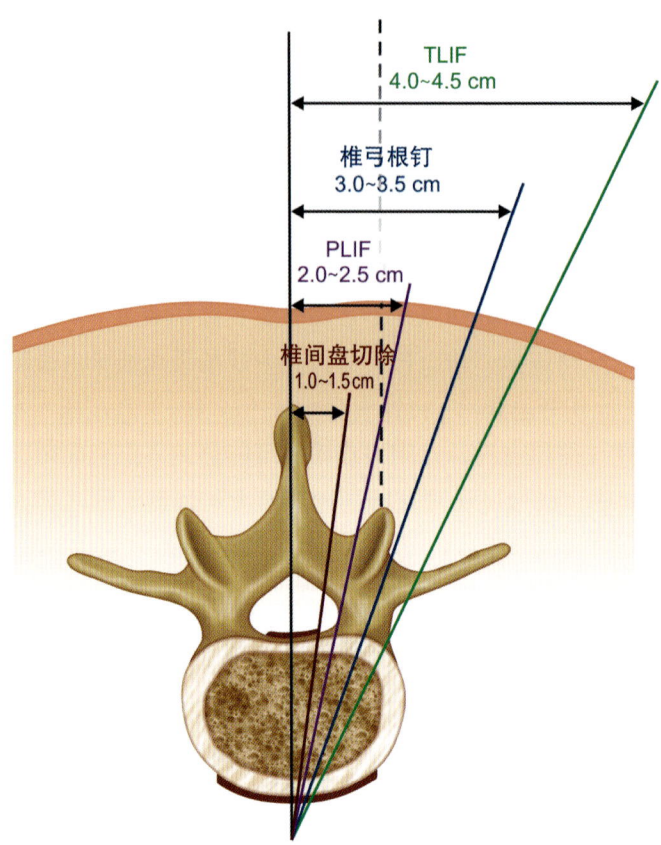

图 9-2 图示不同手术方式的手术切口选择（引自 Reproduced with permission from Medtronic, Minneapolis, MN）

露脊柱后方骨质。然后调节扩张器，分别向头端、尾端、内侧和外侧钝性剥离，创建工作路径（摆动套筒）。扩张器上标注的刻度有助于选择最终牵开器的长度。最终扩张器尺寸确定后，再选择合适的牵开器，并置入理想位置，调节牵开器暴露术野，并将牵开器固定在已安装在手术床旁的牵开器连接臂上。为了避免妨碍术区操作，牵开器连接臂应安装在术者和手术切口对侧。然后根据术者需要，将光源连接至牵开器系统，同时辅助显微镜或带头灯的放大镜有助于获得更好的通道下术野。

管状牵开器

不可扩张牵开器

1997 年，Foley 和 Smith 开发出第一套不可扩张管状牵开器系统，用于施行显微内镜下椎间盘切除术（microendoscopic discectomy, MED）。这个系统首次为腰椎后路微创手术提供了可靠的技术支持，它的基本理念成为此后同时代设计的其他通道系统的基础[11]。自从其发展之后，诸多用于颈、胸、腰椎微创手术的其他不可扩张牵开器相继问世（如 METRx-Metronic、Spotlight-DePuy、VuePASS – Biomet）（图 9-3）。大开口的叶片牵开器与传统的牵开器不同，管状或椭圆形设计允许牵开器的叶片更薄、更纤细，即使面对很深的切口，术野显露依然良好。此外，由于管道界定了手术通道，可避免出现椎旁肌挤入视野的窘境（亦称"肌肉嵌入"）。与需要内窥镜实现可视化的 MED 系统不同[12]，最新的牵开器系统可以通过放大镜或显微镜直视解剖结构。甚至一些牵开器自带光源系统，术野照明效果更佳。虽然不可扩张管状牵开器系统主要用于微创减压手术，但也可用于颈椎和腰椎的单节段融合内固定[13, 14]。应用一些技术手段可以使这一系统使用起来更便利，比如摆动套管获得更开阔的术野，使用椭圆形管状牵开器最大限度地暴露头尾端术野的同时最小化侧方软组织的牵拉张力等。

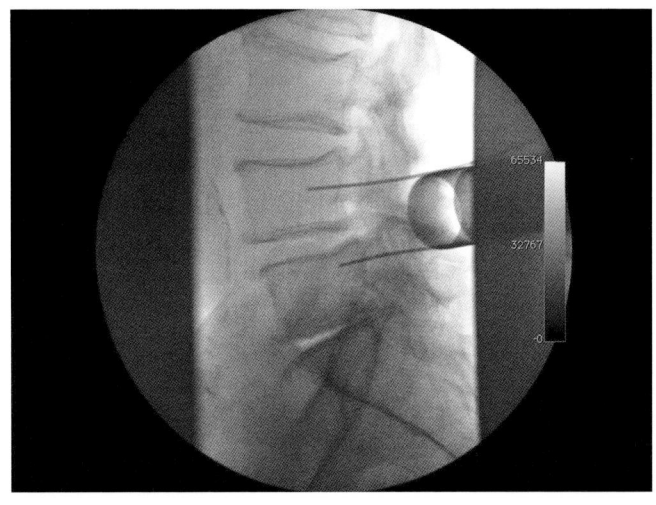

图 9-3　侧位透视显示通过 24mm 直径不可扩张牵开器行经皮腰椎经椎间孔椎体融合术

不可扩张通道的主要缺点之一是固定的管状牵开器只能提供一个孔径固定的工作通道，对于想熟练掌握微创技术的医生而言，学习曲线十分陡峭。通过固定的小窗口进行手术不仅需要特殊的手术器械和十分灵巧的双手，还要通过一定时间的训练才能掌握。

可扩张牵开器

为了通过手术窗口获得更大的术野，在不可扩张牵开器系统技术的基础上，出现了可扩张管状牵开器系统。这类系统可通过操作使牵开器末端叶片在切口底部张开（图9-4），而近端管道固定。这一装置可在不扩大切口的情况下，将深部术野的可视直径从之前的2.4cm扩大至8cm[15]。这样一来，可同时暴露相邻节段的椎弓根，可在直视下置入钉棒系统（图9-5）。某些牵开器还具有旋转近端管道以提高切口底部周围组织视野的功能。这一可调节暴露术野的能力，使这类管状牵开器在施行单节段或双节段的颈椎、胸椎、腰椎微创融合和内固定术中更受欢迎。必要时，可通过增加牵开器放置数量完成多节段融合。在进行3个或4个节段融合时，联合使用另一牵开器系统更佳。

尽管这种可扩张牵开器系统具有提供更大术野的灵活性，但是依旧存在与其他固定通道系统相同的自身缺点，即由于其近端管道仍固定，术者依旧需要经历一个陡峭的学习曲线来掌握通过一个狭窄入口置入器械及内植物。另一个

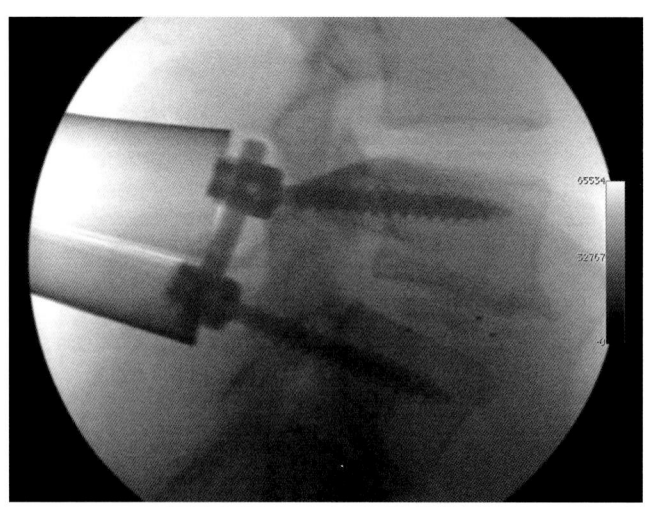

图9-4 侧位透视显示可扩张牵开器的远端张开后，可更好地暴露手术部位

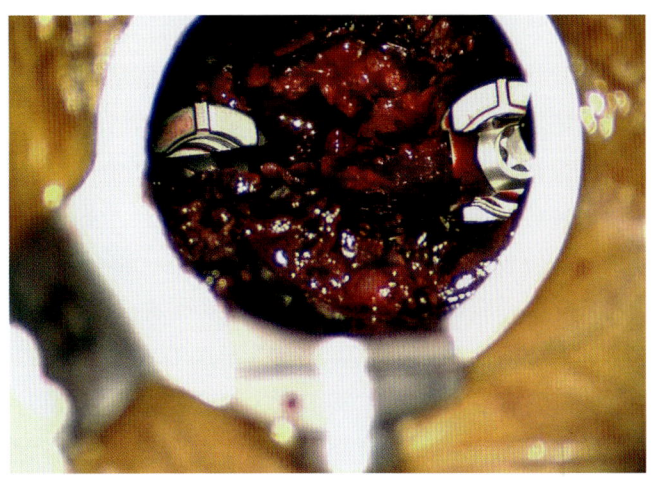

图 9-5　术中照片显示通过可扩张管状牵开器直视下植入椎弓根钉

缺点是为了使扩张叶片有足够的扩张空间，手术部位周围的软组织必须进行更充分地剥离，而过度剥离会不可避免地破坏更多的正常解剖结构。

可扩张叶片牵开器

　　管状牵开器系统确实为希望熟练掌握脊柱微创技术的外科医生们带来诸多不便之处。许多医生难以在小直径管道提供的狭窄的手术通道中获得良好术野，无法准确确定解剖结构，因此其学习曲线依旧陡峭。而新的微创技术需要特殊的器械和一套完全不同的手术技巧，不能使用熟悉的手术工具也使微创技术难以被广泛接受。此外，医生们注意到在对许多复杂病例应用微创入路时，通过狭窄的工作通道进行融合和内固定很困难。虽然管道系统的改良着重于牵开器末端设计和椭圆形牵开器设计，但是这些改良并不能克服外科医生们依旧需要通过一个狭小、近端空间相对固定的通道进行操作的难题。另一个解决方案就是加用独立的可扩张叶片，在扩大术者手术视野的同时使切口最小化。这种可扩张叶片系统允许术者应用熟悉的器械和传统开放手术的手术技巧（显著降低了学习曲线）在最小化软组织损伤的情况下到达手术部位。此外，其固有的原位柔韧性可适应局部解剖变异和患者体型差异，这些是管状牵开器所不具备的优点。

市场上大多数可扩张叶片牵开器的基本设计相同,均由3个或4个(根据系统不同)独立的叶片组成,可以根据术中情况及解剖结构的变化单独向头尾端、内外侧扩张,建立一个在形状和尺寸方面适应手术情况和解剖的、更大的手术通道,最大限度地暴露术野,使可视范围扩大至2个节段(图9-6)。这些独立的叶片通常装载于一个包含支架或滑轨的框架上,支架或滑轨上的锁定装置具有微调牵开器位置的功能。为了保持切口最小,部分框架内置了一种曲线,使远端扩张程度较近端偏移更佳。一些其他系统通过轴点设计(pivot-point design)来达到相同目的,远端成角增至50°以增加手术部位的术野暴露。此外,许多这类撑开器的叶片都有伸缩式扩展垫片,可在任意点伸长以适应不同深度以及避免软组织挤入手术区。有些牵开器框架甚至具有在长时间手术中间断减轻对周围软组织张力的功能。当通过极外侧入路行腰椎椎间融合时,某些牵开器集成的神经监测功能可以使术者在进行每步操作时都能动态地监测周围的神经元,如有需要可及时调整器械位置以避免造成医源性腰丛神经损伤。

手术深度的增加及更大的近端操作空间提供了更开阔的直视术野,也使操作器械和放置内植物变得更容易。然而,这是以加重软组织破坏和扩大切口为代价的。与近端管径固定的管道系统不同,可扩张叶片牵开器系统扩大了工作通道的近端和深部,使用这种牵开器需要更长的切口和更多的软组织剥离。这种可扩张叶片牵开器也比管状牵开器更难使用,独立的牵开器叶片及其安置的

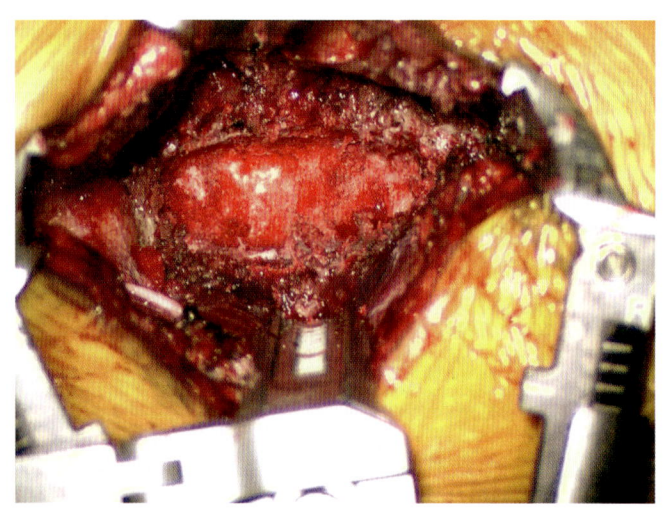

图9-6 三叶片可扩张牵开器用于增加手术区域的视野暴露。这是一例腰椎次全切除的病例

框架在使用前需要组合装配。如果术者不熟悉产品会增加操作难度，从而增加手术时间。

基于椎弓根钉的牵开器

可扩张叶片牵开器系统与其"前辈"（不可扩张、可扩张管状牵开器）相比，功能更多，其可以让外科医师多出一个折中的选择，即选用介于传统开放手术和通过管状牵开器进行的微创手术之间的"小切口（mini-open）"入路。然而，目前市场上可用的大多数牵开器都需要利用刚性或弹性连接臂将牵开器固定在手术床旁。因此，如果患者体位摆放不佳，会导致牵开器出现位移从而影响术区操作。此外，牵开器连接臂本身也会影响术区操作。鉴于这些问题，研究人员研发了基于椎弓根钉的牵开器系统。这种牵开器不像一般牵开器系统一样需要与手术床固定连接，节约了手术时间。这种牵开器直接与脊柱连接，因此，即使患者在手术床上改变体位，也能保证术野暴露良好且稳定。

经皮置入椎弓根钉，在透视引导下将椎弓根导针置入椎体合适深度。将导丝经椎弓根导针套筒插入后，拔出导针。然后，切开皮肤和筋膜，将连着弹性牵开器套筒的椎弓根钉轻轻敲入椎弓根。椎弓根钉置入椎体后，用牵开器打开套筒，撑开周围组织，暴露螺钉头端。再于直视下将棒自患者尾端插入，从一端钉头穿至另一端钉头。如需行椎体融合，术者可使用与弹性牵开套筒连接的单独椎弓根钉可扩张叶片牵开器，一步完成头尾端、内外侧的软组织剥离和椎间盘切除。

新的观点认为，基于椎弓根钉的牵开器系统存在明显的缺点：①可形变的牵开器套筒在过度张力下可能会损坏；②如果螺钉置入太深，可能会很难拔出套管；③此系统仅支持腰椎后路椎体融合和内固定，在其他诸多常见疾病和手术中不适用。

优点、缺点和并发症

使用微创牵开器进行脊柱手术时必须遵守相关注意事项以免造成医源性损害。在通过脊柱后路置入最初的克氏针和肌肉扩张器时，术者必须小心操作，以免不慎将器械刺入椎管，尤其是在需要使用更大的力量才能将器械从软组织插入致密的瘢痕组织时。翻修手术中，这一风险有可能增加。因此，许多学者提倡避免使用克氏针，或在2个平面透视引导下置入，以确保首枚克氏针在脊柱的入点合适[16-18]。另一个避免在依次插入扩张器套筒时克氏针不慎进入椎管的方法是，在插入第一根套筒时就拔出克氏针而不是直到所有套筒都插入后再拔出。为保证最后的牵开器放置的位置合适并兼顾操作简易，术者可以在移除扩张器后，使用Cobb骨膜剥离器或刮匙分离残存的肌肉纤维，在直视下确定置入器械的骨性标志。这样可以使工作通道更清晰，同时牵开器可以在已确定的目标点安全放置。在牵开器与刚性/弹性连接臂连接时，让助手施加稳定而轻柔的下压力以确保连接的轨道位置正确且牢固。正位和侧位透视确认装置在体内的最终位置。与胸腰段不同，颈椎后方的筋膜相当厚，理论上，如果置入扩张器或牵开器时用力过大，可能会导致颈椎过伸损伤。在颈椎，充分切开筋膜是为器械提供自由进出的通道的重要保证。

已有报道称微创牵开器的移位可造成神经损伤，尤其在行极外侧入路和经腰大肌入路手术时[19-22]。腰大肌周围的结构如生殖股神经(前方)和腰丛(后方)存在损伤风险，造成术后患者大腿和腹股沟疼痛、麻木以及大腿无力。术者必须辨认在腹膜后倾斜走行的髂腹下神经和股外侧皮神经。对经腰大肌侧方入路的安全位置的尸体研究表明，腰丛在尾椎走行更靠近腹侧，在L4/5节段风险最大，因为其靠近椎体侧壁的最前方[23,24]。因此，为了避免损伤出行神经根和神经主干，在椎体侧方中1/3处放置克氏针和扩张器/牵开器时应特别小心[24]。同时，避免器械过度靠前对降低生殖股神经损伤风险尤为重要。有些牵开器集成了神经监测系统，这类系统的实时反馈功能可以最大限度地降低神经损伤风险。一些学者认为，神经刺激阈值高于10mA时，继续深入扩张器/牵开器至目标位置是安全的[25]。此外，有些资深学者现在采用小切口下钝性分离腰大肌至可直视椎间隙和神经后再置入牵开器的方法。

结论

几十年来，微创牵开器系统使外科医生可以在更小的手术窗口下进行简单或复杂的手术。虽然牵开器系统的种类不断增加且每种都声称与其他同类牵开器功能有些许不同，但实际上它们的基本设计和功能并无太大区别。不可扩张管状牵开器系统大多应用于简单的减压手术，部分操作熟练的医生可以将其用于椎间融合内固定术。可扩张管状牵开器更适合单节段手术，偶尔适用于双节段的椎间融合内固定术。带有独立扩张叶片的牵开器系统则更适用于一些复杂的手术，如多节段椎间融合内固定术。对于选择何种牵开器系统应该依据患者的具体需求、费用、既得参数以及术者的手术经验而定。

参考文献

1. Deyo RA, Ciol MA, Cherkin DC, et al. Lumbar spinal fusion. A cohort study of complications, reoperations, and resource use in the Medicare population. Spine (Phila Pa 1976). 1993;18(11):1463-70.
2. Gejo R, Matsui H, Kawaguchi Y, et al. Serial changes in trunk muscle performance after posterior lumbar surgery. Spine (Phila Pa 1976). 1999;24(10):1023-8.
3. Kawaguchi Y, Matsui H, Tsuji H. Back muscle injury after posterior lumbar spine surgery. Part 2: Histologic and histochemical analyses in humans. Spine (Phila Pa 1976). 1994;19(22):2598-602.
4. Kawaguchi Y, Matsui H, Tsuji H. Back muscle injury after posterior lumbar spine surgery. A histologic and enzymatic analysis. Spine (Phila Pa 1976). 1996;21(8):941-4.
5. Kim YB, Lenke LG, Kim YJ, et al. The morbidity of an anterior thoracolumbar approach: adult spinal deformity patients with greater than five-year follow-up. Spine (Phila Pa 1976). 2009;34(8):822-6.
6. Okuda S, Miyauchi A, Oda T, et al. Surgical complications of posterior lumbar interbody fusion with total facetectomy in 251 patients. J Neurosurg Spine. 2006;4(4):304-9.
7. Rajaraman V, Vingan R, Roth P, et al. Visceral and vascular complications resulting from anterior lumbar interbody fusion. J Neurosurg. 1999;91(1 Suppl):60-4.
8. Wiltse LL, Bateman JG, Hutchinson RH, et al. The paraspinal sacrospinalis-splitting approach to the lumbar spine. J Bone Joint Surg Am. 1968;50(5):919-26.
9. Vialle R, Wicart P, Drain O, et al. The Wiltse paraspinal approach to the lumbar spine revisited: an anatomic study. Clin Orthop Relat Res. 2006;445:175-80.
10. Olivier E, Beldame J, Ould Slimane M, et al. Comparison between one midline cutaneous incision and two lateral incisions in the lumbar paraspinal approach by Wiltse: a cadaver study. Surg Radiol Anat. 2006;28(5):494-7.
11. Foley K, Smith M. Microendoscopic discectomy. Tech Neurosurg. 1997;3:301-7.
12. Oppenheimer JH, DeCastro I, McDonnell DE. Minimally invasive spine technology and minimally invasive spine surgery: a historical review. Neurosurg Focus. 2009;27(3):E9.

13. Holly LT, Schwender JD, Rouben DP, et al. Minimally invasive transforaminal lumbar interbody fusion: indications, technique, and complications. Neurosurg Focus. 2006;20(3):E6.
14. Wang MY, Prusmack CJ, Green BA, et al. Minimally invasive lateral mass screws in the treatment of cervical facet dislocations: technical note. Neurosurgery. 2003;52(2): 444-7; discussion 447-8.
15. Celestre PC, Pazmino PR, Mikhael MM, et al. Minimally invasive approaches to the cervical spine. Orthop Clin North Am. 2012;43(1):137-47, x.
16. Fessler RG, Khoo LT. Minimally invasive cervical microendoscopic foraminotomy: an initial clinical experience. Neurosurgery. 2002;51(5 Suppl):S37-45.
17. Hussain NS, Perez-Cruet MJ. Complication management with minimally invasive spine procedures. Neurosurg Focus. 2011;31(4):E2.
18. O'Toole JE, Sheikh H, Eichholz KM, et al. Endoscopic posterior cervical foraminotomy and discectomy. Neurosurg Clin N Am. 2006;17(4):411-22.
19. Bergey DL, Villavicencio AT, Goldstein T, et al. Endoscopic lateral transpsoas approach to the lumbar spine. Spine (Phila Pa 1976). 2004;29(15):1681-8.
20. Knight RQ, Schwaegler P, Hanscom D, et al. Direct lateral lumbar interbody fusion for degenerative conditions: early complication profile. J Spinal Disord Tech. 2009;22(1): 34-7.
21. Moller DJ, Slimack NP, Acosta FL, et al. Minimally invasive lateral lumbar interbody fusion and transpsoas approachrelated morbidity. Neurosurg Focus. 2011;31(4):E4.
22. Sofianos DA, Briseno MR, Abrams J, et al. Complications of the lateral transpsoas approach for lumbar interbody arthrodesis: a case series and literature review. Clin Orthop Relat Res. 2012;470(6):1621-32.
23. Park DK, Lee MJ, Lin EL, et al. The relationship of intrapsoas nerves during a transpsoas approach to the lumbar spine: anatomic study. J Spinal Disord Tech. 2010;23(4): 223-8.
24. Uribe JS, Arredondo N, Dakwar E, et al. Defining the safe working zones using the minimally invasive lateral retroperitoneal transpsoas approach: an anatomical study. J Neurosurg Spine. 2010;13(2):260-6.
25. Ozgur BM, Aryan HE, Pimenta L, et al. Extreme Lateral Interbody Fusion (XLIF): a novel surgical technique for anterior lumbar interbody fusion. Spine J. 2006;6(4): 435-43.

微创手术植入物选择及生物制品

作者：Jason W Savage, Wellington K Hsu

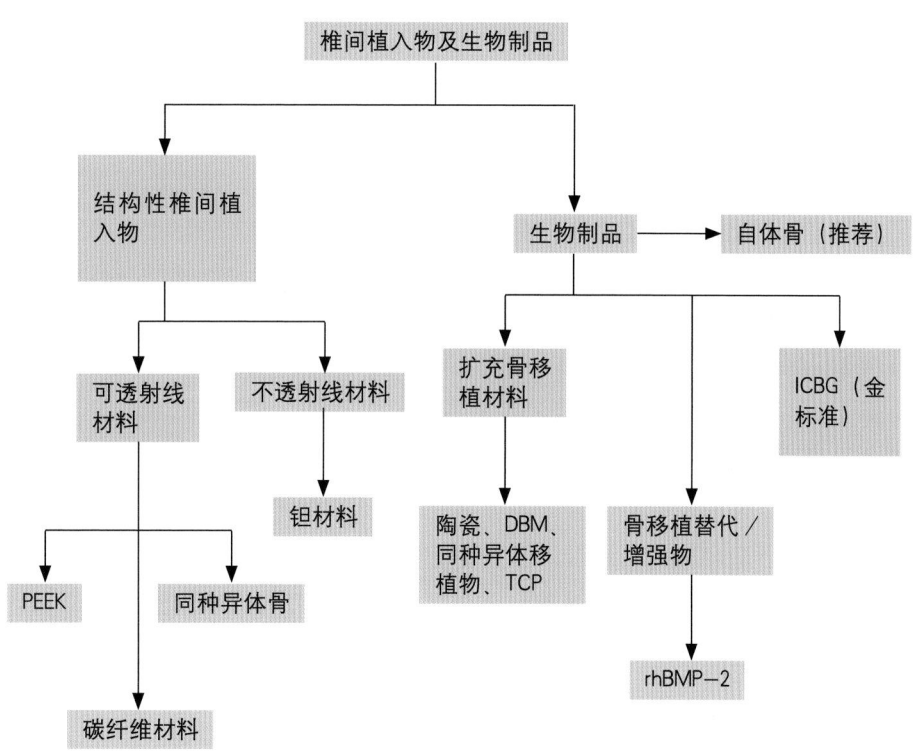

简介

微创椎体间融合技术已经被广泛地运用于治疗各种脊柱疾病，如成人脊柱畸形、伴有椎间孔狭窄的严重的椎间盘退行性病变，以及成人脊柱不稳等。该技术包含后方或侧方2种入路。而不同的入路需要考虑各自对应的局部解剖结构、融合器（cage）尺寸以及术区局部可用的移植骨量。生物制品和生物骨制品的技术性优势是使外科医生能够尽可能降低开放入路给患者带来的并发症，提高术后效果[1-4]。腰椎椎间融合手术的目的是重建坚强、稳定、可支撑长期负荷的局部脊柱节段，同时维持椎间盘高度，恢复脊柱矢状面对线关系。面对众多用于微创手术的移植物，我们在选择应用时，仍有许多方面需要考虑，包括用于促进脊柱骨融合的各种结构性植入物和生物制品。

结构性植入物

在人工融合器出现之前，施行脊柱融合术时只能选择自体或同种异体移植物用于支撑椎体前柱[5-7]。近来，许多人工骨诱导材料已被用于椎间融合术中。结构性植入物由于其本身具有的机械性和生物性功能而在移植物选择中具有重要意义[8]。换言之，这些植入物不仅能维持椎间隙高度，而且在界面允许的情况下可与宿主骨融合。经后方或侧方椎体间融合的植入物材料一般为同种异体骨、聚醚醚酮树脂材料（PEEK）、碳纤维强化高分子材料以及多孔钽金属材料等。由于钛网植入后会发生沉降，且植骨在X线片上显示不清[9]，因此一般不用于椎间融合。

经加工的同种异体骨是腰椎椎间融合的传统材料[9-11]。尽管有报道称其骨融合率及临床成功率超过90%[9,12]，但也有许多与其相关并发症的报道，包括愈合时间延迟，移植物塌陷、移位，以及融合失败后导致的假关节形成等[9,13]。基于这些担忧，各种人工合成材料相继问世。

PEEK材料融合器（图10-1）是对腰椎椎间融合装置的生物力学和生物学功能进行改良后的产物。这些融合器有着与皮质骨近似的弹性模量（杨氏模量），因此能在融合器和局部植骨中实现最佳的载荷和应力分布[9,14]。从生物力学的角度而言，其具备的载荷分布结构在理论上能在骨长入和融合的同时减少对终板的压力[14]。其中空结构可以填充自体骨或者其他生物材料以促进

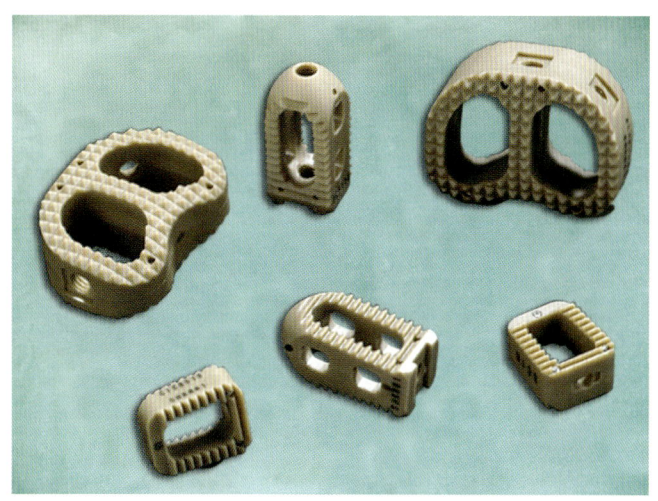

图 10-1　PEEK 融合器

骨融合。这些人工融合器有多种尺寸和形状可用，可适应不同患者的解剖结构。在所有可用的人造材料中，PEEK 材料是在后路、侧路腰椎融合中被研究最多的一种，报道称其无论是从影像学还是从临床角度而言术后效果都十分出色[9,10,15,16]，既能在术后维持良好的椎间隙高度[9,10,15]，同时骨融合率也很高[16]。另一个优点是这种材料的融合器在 X 线下不显像，故能够通过 X 线平片观察骨愈合情况。

碳纤维增强高分子融合器（CFRP）（图 10-2）也能促进椎间融合，同样在 X 线下不显像，其具有嵴或倒齿样结构以抵抗移位，并且设计有装填移植材料的空隙。CFRP 融合器的硬度是 PEEK 的 5 倍，与皮质骨的硬度相近。研究证明，应用此类融合器的病例，其临床和影像学结果令人满意[8,15]。据作者所知，目前尚没有直接比较 PEEK 和 CFRP 的腰椎融合效果的前瞻性临床研究。

多孔钽金属融合器（图 10-3）在全髋、全膝关节置换手术中已应用多年。近来，对钽金属材料的研究方向开始向其在腰椎椎间融合中的应用方面转移。多孔钽金属材料的特点是材料本身有 70%~80% 是由互相交通的多孔结构构成，平均孔径为 400~500μm，材料硬度与松质骨相似。其孔隙率、低弹性模量和高摩擦特性在理论上可以实现生理性载荷转移，由此减少应力遮挡，减少骨量流失。初级动物实验表明，这种材料可促进广泛而快速的骨长入[17,18]。不幸的是，由于钽在 X 线下会显像，因此很少有其应用在腰椎椎体融合术的临床研

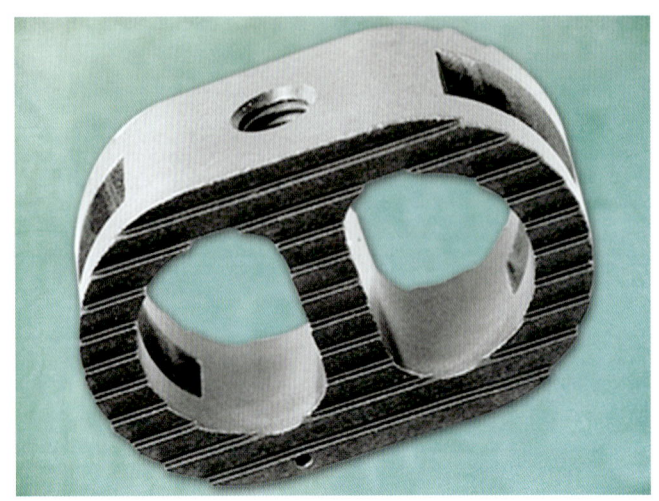

图 10-2 碳纤维增强高分子融合器

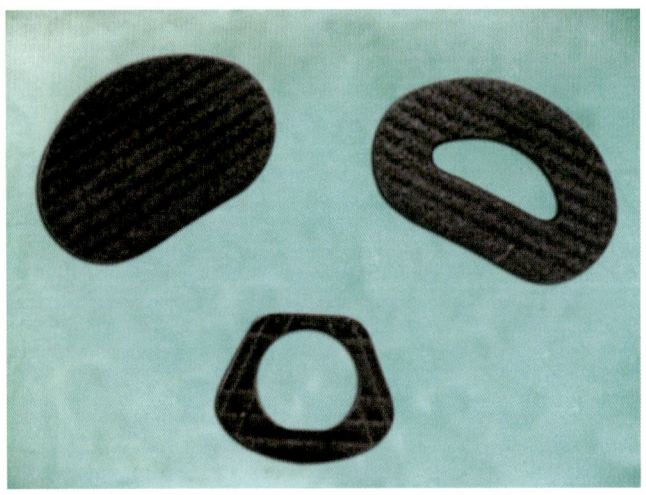

图 10-3 多孔钽金属融合器

究报道。当前，关于多孔钽金属融合器在腰椎椎间融合术中应用效果的临床资料还十分有限。

结构性植入物的设计

随着微创椎间融合术的日益普及，各种不同形状的椎间融合器相继面世，以获得成功的椎间融合。尽管设计出各种不同形状的融合器以适应不同的解剖入路，但是基本设计原理依旧是通过充分的结构性支撑来促进坚强的骨融合。

融合器的几何形状（矩形、楔形、弧形等）和放置位置在恢复椎间隙高度和脊柱整体矢状位对线关系方面都起着十分重要的作用。这些融合器比同种异体骨移植物更具优势，因为它们能够提供早期牵引、稳定局部节段、支撑轴向负荷[19]。一些学者认为，楔形融合器比矩形融合器更能增加脊柱前凸，因此在后路椎间融合内固定术中，对于恢复脊柱矢状对线关系的效果更佳[19]。

可伸缩的椎间融合器（PEEK 和碳纤维）（图 10-4）近来在开放前路重建手术中的应用逐渐增多。这类装置同样可以应用于微创手术中，利用其具有的骨融合能力作为椎体的替代结构。已有报道称这些融合器广泛应用于脊柱创伤、肿瘤、退行性或感染性疾病[20]。由于这些融合器的模块化特性，其组装后高度可从 10mm 扩展至 110mm，故其应用范围十分广泛。已有相关研究称这些融

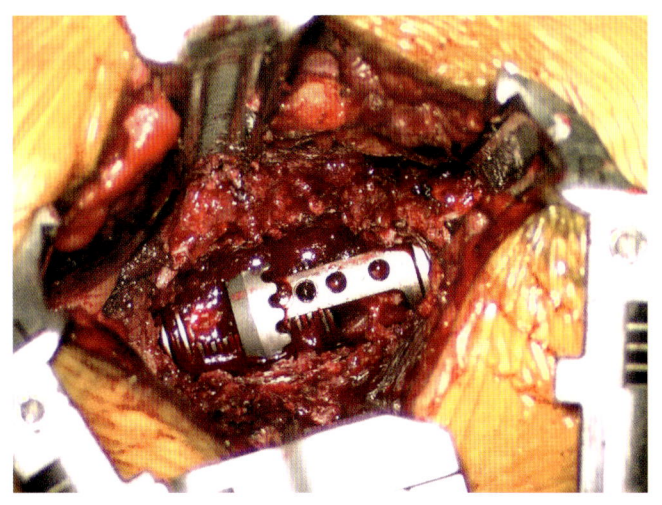

图 10-4　可伸缩钛融合器原位植入椎体次全切的空隙中

合器在胸腰椎重建术中获得了极好的影像学和临床结果[20]（图10-5）。

目前设计的各种融合器都需要依靠对应设计的置入器械使融合器以特定的角度和/或轨道置入腰椎间隙。新型的器械自带导向功能以便将融合器置入最佳位置。融合器置入一部分后，通过使用一个铰链部件，术者可以将偏前内侧的融合器向椎间隙前中部移动。对于只能通过窄小手术窗、操作空间局限的微创入路椎间融合术来说，这种方法显得尤为实用。

生物制品

自体髂骨植骨（ICBG）早已成为实现腰椎椎间融合的金标准，但是，由于取骨区的相关并发症[21-25]，外科医生经常更倾向于选择其他骨移植物，例如脱矿骨基质（DBM）、人造骨移植物（生物陶瓷）和生长因子[21]。为获得可靠的骨融合，在微创椎间融合术中联合使用这些植骨替代物与术区局部得到的自体骨比使用ICBG更普遍。

局部自体植骨可以在微创手术过程中在使用磨钻或骨刀切除小关节时收集局部骨屑获得。最近的研究表明骨屑的成骨细胞活性要差于在局部获得的椎板骨质。在一项回顾性临床和影像学研究中，对于行单节段椎间融合的患者来说，取髂骨植骨和术区局部自体骨植骨的融合率是相近的（80%）[21, 26]。Kai等报道在腰后路椎间融合术（PLIF）中应用局部小关节自体骨植骨的融合率为92%[27]。如果术者能够在术区局部获得充分的骨质进行植骨，那么术区局部自体骨植骨对于椎间融合来说是一个很好的选择[26, 27]。如果局部的骨量不足，可使用扩充骨材料补充。

据报道，脱矿骨基质（demineralized bone matrix, DBM）已经被作为一种扩充骨材料在腰椎融合术中使用。DBM是通过酸提取方法去除同种异体骨中的矿物质制作而成，包含了大量各类成骨生长因子[21]。因为几乎没有关于DBM中生长因子含量的标准[21, 28]，因此各类DBM产品的成骨效应有着显著差异[21, 28, 29]。临床前试验也已经表明在临床上使用的各类DBM的骨诱导性能有着显著性差异[21, 30-32]。在一项迄今为止质量最高的关于DBM的临床研究中，Kang等在多中心前瞻性随机对照研究中，比较了Grafton氧化锡混合局部自体骨和自体髂骨植骨在单节段腰椎后外侧入路椎间融合术中的应用效果，结果发现两组的融合率相近（86%∶92%）[33]。然而，到目前为止尚没有关于DBM

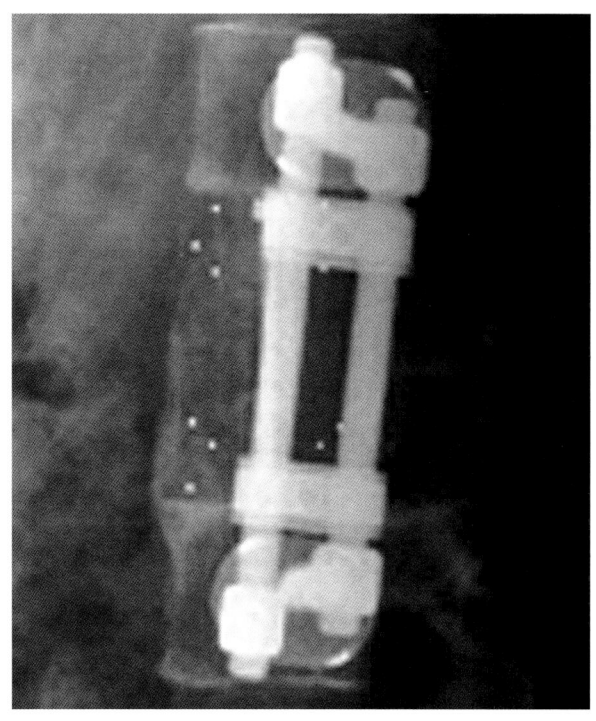

图 10-5 可伸缩 PEEK 椎体次全切融合器在脊柱重建中的应用。从图中可明显观察到通过融合器的骨质生长。PEEK 融合器可透射线的特性使得对骨质生长的影像学观察非常清楚

在微创椎间融合术中应用的临床数据。

人工骨诱导支架在腰椎椎间融合术中也可以作为一种扩充骨材料和/或替代品。这些产品包括生物陶瓷、生物玻璃、硅酸盐和胶原蛋白等，它们能够提供骨长入的支架结构，促使坚固的骨融合，且在理想情况下可在后续骨融合过程中被吸收[21]。一部分临床研究也支持这些产品在腰椎椎间融合中的应用[21,34~38]。其中，生物陶瓷支架是目前研究最为成熟的一种扩充骨材料。此外，大量研究表明，与术区局部自体骨植骨以及自体髂骨植骨相比，在腰椎椎间融合术中使用 HEALOS（Depuy Spine,Inc., Raynham, MA，一种包含 80% Ⅰ型牛胶原蛋白和 20% 羟基磷灰石的人造基质），二者融合率相当[39,40]。

成骨蛋白（BMP）属于转化生长因子 β 超级家族的一员，可调节间叶前体细胞向成骨和/或成软骨细胞分化、成熟和增殖[21,41~44]。目前，临床上有 2 种商业化的 BMP 产品可用：INFUSE™（rhBMP-2）和 OP-1（rhBMP-7）。虽

然美国食品药品管理局（FDA）目前只批准了将rhBMP-2与钛合金LT-cage联合用于腰前路椎间融合术中，但是大量的临床研究报道称BMP在腰后路椎间融合应用中的临床结果和融合率优异（91%~100%）[21,45-52]。rhBMP-2在侧方椎间融合术中的使用也可使融合率达到90%以上[53]。

虽然有报道证实rhBMP-2用于椎间融合术时有融合率高、临床效果好等优点，但是也有许多病例研究报道称其使用会增加术后神经炎、异位骨化和骨溶解等并发症发生的风险[54]。尽管在一项系统性回顾研究中未能证明这些并发症的发生率与rhBMP-2的使用剂量存在相关性，但许多外科医生和研究人员都认为过量的生长因子反而会导致不良后果。为了减少生长因子在重要神经血管组织区域中因外溢而产生的不良后果，有学者建议将诸如纤维蛋白胶、密闭膜或者跟融合器相关的一些屏障置于rhBMP-2海绵后面[56]。相关研究认为这些屏障的设置可以减少其术后相关并发症的出现[56]。

现在，对使用rhBMP-2可能会有致癌作用的担忧逐渐增多[54]。根据一些体内、体外的实验室研究证据，理论上围绕在分裂细胞周围的生长因子会增加导致其异变或远端转移的风险[57]。但是，在一些探寻肿瘤发生与rhBMP-2相关性的回顾性研究中发现，用或不用rhBMP-2并未出现显著差异[58,59]，因此这仍是一个有争议的问题。我们需要与能够定义rhBMP-2暴露相关风险的肿瘤学专家一起，组织一个大样本流行病学研究，以明确这一潜在相关性。

优点和缺点

对于具有良好适应证的脊柱疾病患者而言，微创手术是提高其临床效果的一个良好选择。相关研究证实，这类技术可以使患者康复更快、住院时间更短。然而，由于微创手术相关的术野暴露有限、局部植骨不足、骨融合面积小，因此若想达到良好的影像学评价结果，手术要求要比开放手术严苛得多。因此，对于微创外科医生来说，选择合适的生物材料很关键，甚至对生物材料的要求比入路更高。

目前市场上有多种结构性椎间融合器可选择，然而，在临床证据方面研究最为成熟的还是PEEK融合器。PEEK融合器具有生物相容性好、安全、结构可靠的优点，并且可以在其间填充成骨诱导材料。PEEK融合器由于不具有与骨组织融合的能力而无法与宿主骨融合。但是，如果加用有骨诱导能力的移植物，PEEK融合器提供的充分生物力学稳定性，可为椎间隙其他区域骨融合创造条件。因此，许多研究证实在后路椎间融合术中使用填有骨诱导物质的PEEK融合器，可获得极好的影像学骨融合结果[9,10,15,16]。

同种异体骨结构性融合器也十分具有吸引力，因为它不同于PEEK材料，终板具有与异体骨融合的潜力。但是，同种异体骨通常比其他结构性材料脆弱，常规的压装（press-fit）置入技术会导致移植骨骨折。此外，有证据表明同种异体骨移植物相对人工合成移植物的术后沉降率更高。碳纤维和钽金属材料则各有优点，但目前关于这些材料方面的研究证据还很有限。

同开放脊柱手术相比，微创手术中可供选择的骨移植替代品明显更少。尽管外科医生描述了使用磨钻或骨刀从术区局部获取自体骨这一技术，但是获取的骨量和其骨诱导性能都值得怀疑。扩充骨材料比如生物陶瓷、DBM或者干细胞产品虽然可以用于增强各种自体移植骨的成骨效果，但是仅有一些经验性证据支持这种方法。

关于rhBMP-2应用于脊柱手术的争议依旧激烈，用法适宜时，这一生物制品在微创椎间融合手术中表现出诱人的、高效价比的潜在应用前景。在关于后路椎间融合内固定中应用rhBMP-2导致异位骨化、神经根炎、骨溶解的初步研究中已经提出了一些建议：尽可能使用最低剂量［单节段微创椎间孔腰椎椎间融合术（TLIF）的特定小药包］、改良终板处理技术、使用rhBMP-2时在海绵后方联用阻挡技术，这些方法可以全面降低已报道的各种并发症的发生率。将来应进一步把rhBMP-2产品与目前市场上可获得的较小效力产品进行性价比对比研究，确定rhBMP-2产品在这些患者群中对医疗卫生系统的长期负担。

在微创TILF手术中，好的外科手术技术结合广泛的椎间盘切除和终板处理，选择能够促进生物材料骨融合的结构稳固的融合器，以及在局部自体骨不足的部位恰当地使用骨移植物替代品，将会得到一个优秀的影像学结果。要想取得成功，上述因素缺一不可。

结论

微创腰椎椎间融合技术广泛应用于治疗各种脊柱疾病。它最终的目标是获得一个坚强的骨融合、保持椎间隙高度和重建矢状位对线关系。用于椎间融合内固定术中提供结构性支撑的材料很多。PEEK和碳纤维增强融合器已展现出优秀的影像学和临床骨融合效果。术区局部获得的自体骨仍然是促进坚强椎间融合的首选骨移植物；但当术区局部移植骨量不足时，可使用生物骨移植物替代品。rhBMP-2 在微创 TLIF 中的应用已证实可明显促进骨融合，同时，联合应用阻挡技术来预防诸如异位骨化和神经根炎等并发症亦是非常重要的。

参考文献

1. Adogwa O, Parker SL, Bydon A, et al. Comparative effectiveness of minimally invasive versus open transforaminal lumbar interbody fusion: two-year assessment of narcotic use, return to work, disability, and quality of life. J Spinal Disord Tech. 2011;24:479-84.
2. Holly LT, Schwender JD, Rouben DP, et al. Minimally invasive transforaminal lumbar interbody fusion: indications, technique, and complications. Neurosurg Focus. 2006;20:E6.
3. Lee KH, Yue WM, Yeo W, et al. Clinical and radiological outcomes of open versus minimally invasive transforaminal lumbar interbody fusion. Eur Spine J. 2012;21(11):2265-70.
4. Parker SL, Adogwa O, Witham TF, et al. Post-operative infection after minimally invasive versus open transformaminal lumbar interbody fusion (TLIF): literature review and cost analysis. Minim Invasive Neurosurg. 2011;54:33-7.
5. Eck KR, Bridwell KH, Ungacta FF, et al. Analysis of titanium mesh cages in adults with minimum two-year follow-up. Spine. 2000;25:2407-15.
6. Bridwell KH, Lenke LG, McEnery KW, et al. Anterior fresh frozen structural allografts in the thoracic and lumbar spine. Spine. 1995;20:1410-8.
7. Buttermann GR, Glazer PA, Hu SS, et al. Revision of failed lumbar fusions: a comparison of anterior autograft and allograft. Spine. 1997;22:2748-55.
8. Li Jingfeng, Dumonski ML, Liu Q, et al. A multicenter study to evaluate the safety and efficacy of a stand-alone anterior carbone I/F cage for anterior lumbar interbody fusion. Spine. 2010;35:E1564-70.
9. Cutler AR, Siddiqui S, Mohan AL, et al. Comparison of polyetheretherketone cages with femoral cortical bone allograft as a single-piece interbody spacer in transforaminal lumbar interbody fusion. J Neurosurg Spine. 2006;5:534-9.
10. Brantigan JW, Steffee AD. A carbon fiber inplant to aid interbody fusion. Two-year clinical results in the first 26 patients. Spine. 1993;18:2106-7.
11. Nord RM, Sandhu HS, Khan SN, et al. Threaded cortical bone dowels in lumbosacral arthrodesis: a review. Clin Orthop Relat Res. 2003;414:101-11.
12. Arnold PM, Robbins S, Paullus W, et al. Clinical outcomes of lumbar

degenerative disc disease treated with posterior lumbar interbody fusion allograft spacer: a prospective, multicenter trial with 2-year follow-up. Am J Orthop. 2009;38(7):E115-22.
13. Brantigan JW. Pseudoarthrosis rate after allograft posterior lumbar interbody fusion with pedicle screw and plate fixation. Spine. 1994;19:1271-80.
14. Vadapalli S, Sairyo K, Goel VK, et al. Biomechanical rationale for using polyetheretherketone (PEEK) spacers for lumbar interbody fusion: a finite element study. Spine. 2006;31:E992-8.
15. Brantigan JW, Steffee AD, Lewis ML, et al. Lumbar interbody fusion using the Brantigan I/F cage for posterior lumbar interbody fusion and the variable pedicle screw placement system: two-year results from a Food and Drug Administration investigational device exemption clinical trial. Spine. 2000;25:1437-46.
16. Wan Z, Dai M, Miao J, et al. Radiographic analysis of PEEK cage and FRA in adult spinal deformity fused to sacrum. J Spinal Disord Tech. 2012 (ahead of print).
17. Zou X, Li H, Bunger M, et al. Bone ingrowth characteristics of porous tantalum and carbon fiber interbody devices: an experimental study in pigs. Spine J. 2004;4:99-105.
18. Bobyn JD, Stackpool GJ, Hackling SA, et al. Characteristics of bone ingrowth and interface mechanics of a new porous tantalum biomaterial. J Bone Joint Surg (Br). 1999;81: 907-14.
19. Godde S, Fritsch E, Dienst M, et al. Influence of cage geometry on sagittal alignment in instrumented posterior lumbar interbody fusion. Spine. 2003;28:1693-9.
20. Heary RF, Kheterpal A, Mammis A, et al. Stackable carbon fiber cages for thoracolumbar interbody fusion after corpectomy: long-term outcome analysis. Neurosurgery. 2011;68:810-9.
21. Rihn JA, Kirkpatrick K, Albert TJ. Graft options in posterolateral and posterior interbody lumbar fusion. Spine. 2010;35:1629-39.
22. Summers BN, Eisenstein SM. Donor site pain from the ilium. A complication of lumbar spine fusion. J Bone Joint Surg (Br). 1989;71:677-80.
23. Banwart JC, Asher MA, Hassanein RS. Iliac crest graft harvest done site morbidity. A statistical evaluation. Spine. 1995;20:1055-60.
24. Silber JS, Anderson DG, Daffner SD, et al. Donor site morbidity after anterior iliac crest bone harvest for singlelevel anterior cervical discectomy and fusion. Spine. 2003;28:134-9.
25. Fernyhough JC, Schimandle JJ, Weigel MC, et al. Chronic donor site pain complicating bone graft harvesting from the posterior iliac crest for spinal fusion. Spine. 1992;17: 1473-80.

26. Sengupta DK, Truumees E, Patel CK, et al. Outcome of local bone versus autogenous iliac crest bone graft in the instrumented posterolateral fusion of the lumbar spine. Spine. 2006;31:985-91.
27. Kai Y, Oyama M, Morooka M. Posterior lumbar interbody Fusion using local facet joint autograft and pedicle screw fixation. Spine. 2003;29:41-6.
28. Bae HW, Zhoa L, Kanim LE, et al. Intervariability and intravariability of bone morphogenetic proteins in commercially available demineralized bone matrix products. Spine. 2006;31:1299-306.
29. Wildemann B, Kadow-Romacker A, Hass NP, et al. Quantification of various growth factors in different demineralized bone matrix preparations. J Biomed Mater Res A. 2007;81:437-42.
30. Martin GJ Jr, Boden SD, Titus L, et al. New formulations of demineralized bone matrix as a more effective graft alternative in experimental posterolateral lumbar spine arthrodesis. Spine. 1999;24:637-45.
31. Peterson B, Whang PG, Iglesias R, et al. Osteoinductivity of commercially available demineralized bone matrix. Preparations in a spine fusion model. J Bone Joint Surg Am. 2004;86:2243-50.
32. Wang JC, Alanay A, Mark D, et al. A comparison of commercially available demineralized bone matrix for spinal fusion. Uer Spine J. 2007;16:1233-40.
33. Kang JD, An H, Hilibrand AS, et al. Grafton and local bone has comparable outcomes to iliac crest bone in single level lumbar fusion. Spine. 2012;20:1083-91.
34. Damron TA. Use of 3D beta-tricalcium phosphate (Vitoss) scaffolds in repairing bone defects. Nanomedicine. 2007; 2:763-75.
35. Epstein NE. A preliminary study of the efficacy of beta tricalcium phosphate as a bone expander for instrumented posterolateral lumbar fusions. J Spinal Disord Tech. 2006;19:424-9.
36. Epstein NE. An analysis of noninstrumented posterolateral lumbar fusions performed in predominantly geriatric patients using lamina autograft and beta tricalcium phosphate. Spine J. 2008;8:882-7.
37. Dai LY, Jiang LS. Single-level instrumented posterolateral fusion of lumbar spine with beta-tricalcium phosphate versus autograft: a prospective, randomized study with 3-year follow-up. Spine. 2008;33:1299-304.
38. Neen D, Noyes D, Shaw M, et al. Healos and bone marrow aspirate used for lumbar spine fusion: a case controlled study comparing healos with autograft. Spine. 2006;31:E636-40.
39. Kitchel SH. A preliminary comparative study of radiographic results using mineralized collagen and bone marrow aspirate versus autologous bone in the same patients undergoing posterior lumbar interbody fusion with instrumented

posterolateral lumbar fusions. Spine J. 2006;6:405-11.
40. Carter JD, Swearinger AB, Chaput CD, et al. Clinical and radiographic assessment of transforaminal lumbar interbody fusion using HEALOS collagen-hydroxyapatite sponge with autologous bone marrow aspirate. Spine J. 2009;9:434-8.
41. Urist MR. Bone: formation by autoinduction. Science. 1965;150:893-9.
42. Celest AJ, Iannazzi JA, Taylor RC, et al. Identification of transforming growth factor beta family members present in bone-inductive protein purified from bovine bone. Proc Natl Acad Sci USA. 1990;87:9843-7.
43. Kingsley DM. The TFG-beta superfamily: new members, new recepts, and new genetic tests of function in different organisms. Genes Dev. 1994;8:133-46.
44. Aikawa T, Shirasuna K, Iwamoto M, et al. Establishment of bone morphogenetic protein responsive chondrogenic cell line. J Bone Miner Res. 1996;11:544-53.
45. Burkus JK, Gornet MF, Dickman CA, et al. Anterior lumbar interbody fusion using rhBMP-2 with tapered interbody cages. J Spinal Disord Tech. 2002;15:337-49.
46. Dimar JR, Glassman SD, Burkus JK, et al. Clinical and radiographic analysis of an optimized rhBMP-2 formulation as an autograft replacement in posterolateral lumbar spine arthrodesis. J Bone Joint Surg Am. 2009;91:1377-86.
47. Burkus JK, Sandhu HS, Gornet MF. Influence of rhBMP-2 on the healing patterns associated with allograft interbody constructs in comparison to autograft. Spine. 2006;31:775-81.
48. Burkus JK, Transfeldt EE, Kitchel SH, et al. Clinical and radiographic outcomes of anterior lumbar interbody fusion using recombinant human bone morphogenetic protein-2. Spine. 2002;27:2396-408.
49. Boden SD, Kang J, Sandhu H, et al. Use of recombinant human bone morphogenetic protein-2 to achieve posterolateral lumbar spine fusion in humans: a prospective, randomized clinical pilot trial. Spine. 2002;27: 2662-73.
50. Glassman SD, Dimar JR, Carreon LY, et al. Initial fusion rates with recombinant human bone morphogenetic protein-2/ compression resistant matrix and a hydroxyapatite and tricalcium phosphate/collagen carrier in posterolateral spine fusion. Spine. 2005;30:1694-8.
51. Mummaneni PV, Pan J, Haid RW, et al. Contribution of recombinant human bone morphogenetic protein-2 to the rapid creation of interbody fusion when used in transforaminal lumbar interbody fusion: a preliminary report. J Neurosurg Spine. 2004;1:19-23.
52. Villavicencio AT, Burneikiene S, Nelson EL, et al. Safety of transforaminal lumbar interbody fusion and intervertebral recombinant human bone morphogenetic protein-2. J Neurosurg Spine. 2005;3:436-43.

53. Youssef JA, McAfee PC, Patty CA, et al. Minimally invasive surgery: Lateral approach interbody fusion. Results and review. Spine. 2010;35:S302-11.
54. Carragee EJ, Hurwitz EL, Weiner BK. A critical review of recombinant human bone morphogenetic protein-2 trials in spinal surgery: emerging safety concerns and lessons learned. Spine J. 2011;11:471-91.
55. Mroz TE, Wang JC, Hashimoto R, et al. Complications related to osteobiologics use in spine surgery. A systematic review. Spine. 2010;35:S86-104.
56. Rihn JA, Patel R, Makda J, et al. Complications associated with single-level transforaminal lumbar interbody fusion. Spine J. 2009;9:623-9.
57. Thawani JP, Wang AC, Than KD, et al. Bone morphogenetic proteins and cancer: review of the literature. Neurosurgery. 2010;66:233-46.
58. Cahill KS, Chi JH, Day A, et al. Prevalence, complications, and hospital charges associated with use of bonemorphogenetic proteins in spinal fusion procedures. JAMA. 2009;302:58-66.
59. Williams BJ, Smith JS, Fu KG, et al. Does bone morphogenetic protein increase the incidence of perioperative complications in spinal fusion? A comparison of 55,862 cases of spinal fusion with and without bone morphogenetic protein. Spine. 2011;36:1685-91.

第 5 部分

特殊专题

11 专题 A：微创脊柱畸形矫正——一种优化方法
12 专题 B：脊柱创伤微创外科
13 专题 C：微创脊柱肿瘤切除术

专题 A：
微创脊柱畸形矫正
——一种优化方法

11

作者：*Neel Anand, J Scott Schoeb, Eli M Baron*

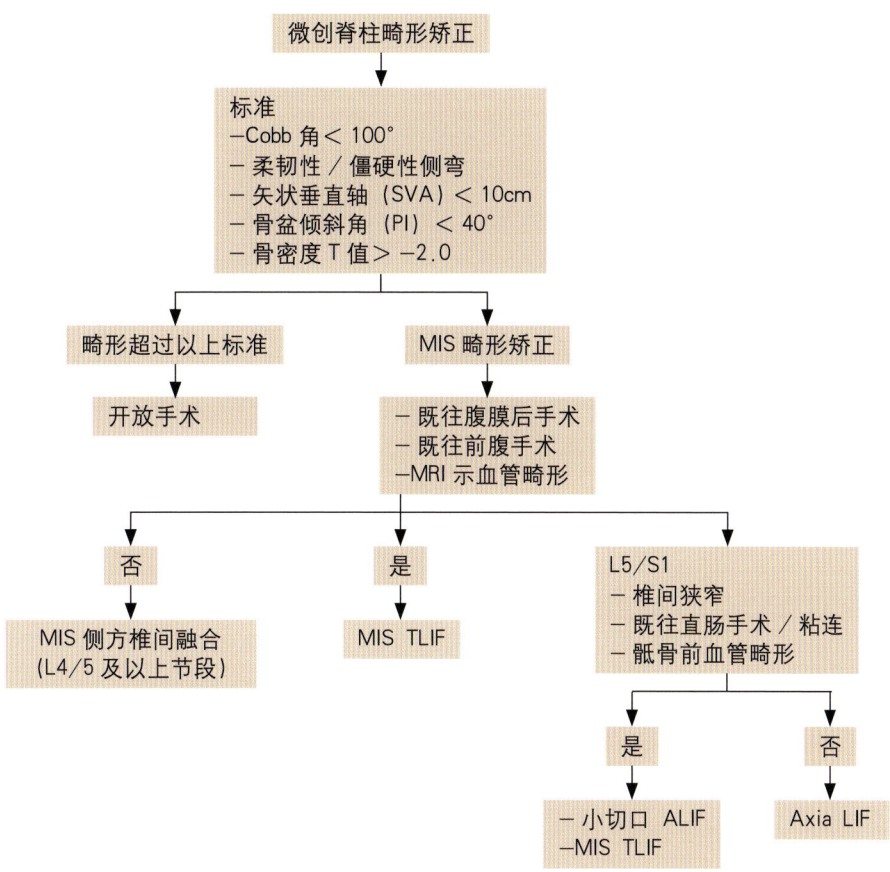

简介

随着新技术的发展，微创脊柱畸形矫正在过去 5 年得到了飞速发展，极大地减少了局部并发症并促进了患者功能恢复。对于成人胸腰椎畸形，传统的前路和后路开放手术在冠状面和矢状面畸形矫正方面虽然有效，但理论上存在较高的并发症。前路腰椎椎间融合存在输尿管损伤[1]、血管损伤[2,3]、肠道损伤和性功能障碍[3]等严重并发症，而传统后路开放手术存在出血量大、胸腰椎肌肉剥离和去神经化等额外并发症[4~7]。鉴于文献报道传统开放手术失血量大和并发症发生率相对较高，且腰椎退行性侧弯患者多为老年人（老年患者易发生并发症），故此类患者手术治疗的可行性受到质疑。

为了减少并发症和提高临床疗效，分两期进行的包含 3 种新技术的微创脊柱手术在过去 6 年中已经应用于临床：一期经侧方腰大肌入路应用聚醚醚酮（PEEK）融合器和 rhBMP-2 ACS（Infuse, Medtronic Sofamor Danek, Memphis, TN）进行椎间植骨，2~3 天后行二期手术，俯卧位经骶前入路行 L5/S1 固定融合以及应用经皮椎弓根钉系统向头端固定至合适水平的腰椎或胸椎。这些技术已有文献报道，结果表明与开放手术相比，该治疗策略在治疗腰椎退行性侧弯方面应优先选择[13~15]。此外，这些技术也已应用于青少年和成人特发性脊柱侧弯矫形和医源性脊柱侧弯的治疗。

如果融合到骶骨，则需应用到 Lehman 等所描述的三皮质螺钉[16]。此外，如果可行的话，可以应用俯卧位经骶前入路行 L5/S1 固定融合。对于骨密度正常的非骨质疏松及非翻修病例，此装置可以取代髂骨栓[17~19]。对于需要固定骨盆的病例，如果需要增强骨盆固定能力，可以使用 S2 髂骨螺钉（S_2AIS），通过骨盆泪滴影可以确认螺钉的植入[20,21]。

术前评估和适应证

通过微创技术进行矫正的成人脊柱畸形患者，其典型症状为背痛和腿痛。这些病例包括成人特发性脊柱侧弯、医源性脊柱侧弯和腰椎退行性侧弯。此类患者在考虑手术治疗前通常已进行过各种保守治疗，包括理疗、硬膜外和关节突注射以及其他保守措施。成人脊柱畸形矫正的主要适应证仍然为机械性腰痛，其典型表现为晨僵，而且随着活动增加和时间推移疼痛会逐渐加重，可能伴有或不伴有神经根病和间歇性跛行[13]。其他成人脊柱侧弯的手术适应证包括畸形进展、伴有顽固背痛的矢状面和/或冠状面失衡、考虑减压时大于 50°的柔韧性侧弯、存在侧弯进展史、由于椎间孔狭窄导致的凹侧神经根病、腰椎过度前凸、存在平背综合征或背痛病史的患者、屈曲位 X 线片上有活动度但退行性弯内存在固定的侧方滑移、需行关节突切除或峡部受累的广泛减压[22]。其相对适应证为逐步进展的畸形，且伴有胸廓接触骨盆所致的疼痛。

所有患者均行站立位 X 线片检查（图 11-1），大多数患者应行 MRI 检查来评估腰骶椎间盘性质以及最近端的正常椎间盘。Cobb 角内的所有节段均行固定；如果融合跨越胸腰段，应当终止于第一个正常平行的椎间盘，不论是 L1、

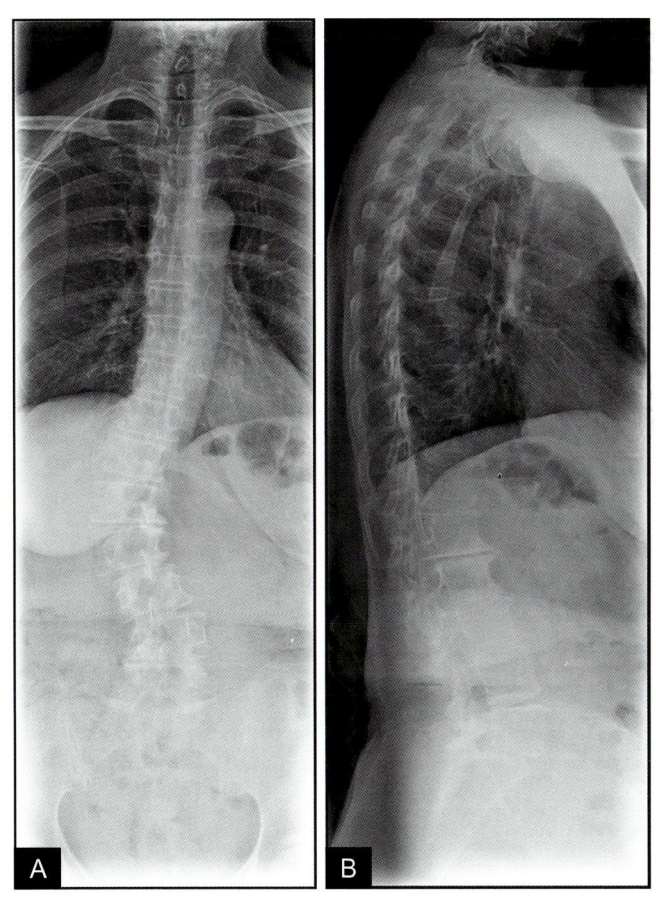

图 11-1　72 岁女性患者，站立位 X 线片示退行性脊柱侧弯。该患者患有顽固性背痛和腿痛，经诸多保守治疗无效

T12 还是 T11。如果怀疑脊柱节段已经真正融合，则需要进行 CT 平扫。对于大于 50 岁的患者，均应行骨密度扫描；如果 T 值小于 2.0，行微创矫形时需要更加谨慎。如果拟应用 Axia LIF 技术固定 L5/S1 节段，则需行骶骨 MRI 扫描（图 11-2），这样有助于评估骶前间隙是否存在粘连，同时可排除穿越骶前正中的异常血管。如果拟行 Axia LIF，则需要仔细询问和检查既往是否有腹部或腹膜后手术史以及直肠脓肿等病史。如果存在 Axia LIF 禁忌证，则可在 L5/S1 节段行 MIS TLIF 或小切口 ALIF。

目前认为，对于大于 10cm 的固定的矢状位失平衡不应采用微创技术，此类病例可能需要通过截骨进行治疗，应优先采用开放技术。此外，高度脊柱前移也更适合应用开放技术。最后，对于僵硬性侧弯、大于 100°的侧弯以及先天性和神经肌源性畸形，采用微创技术治疗的经验也较少。此外，T 值小于 -2.0 的骨质疏松患者也不应行微创治疗[13]。骨盆参数也应当考虑到，骨盆倾角/腰椎前凸不匹配应当小于 40°，如果大于 40°，其他技术可能在增大腰椎前凸方面更为有利。

如果拟行手术治疗，应当考虑多方因素。需要仔细评估并发症，就如同任何伴有骨质疏松的大手术均应行仔细检查一样。手术计划应当考虑到侧弯的类型、范围和大小。侧弯柔韧度需要仔细评估，已经融合的真正僵硬性脊柱侧弯是微创手术的禁忌证，柔韧性和非真正僵硬性侧弯可通过微创进行治疗[13]。

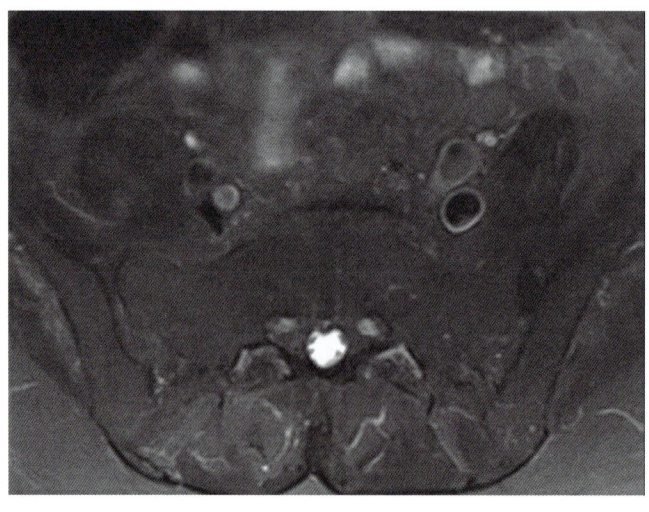

图 11-2　约 S1/2 水平骶骨轴位 MRI T2 加权像示正中无异常血管结构

一期：侧方腰大肌入路

手术体位

患者取侧卧位置于可透视手术床上，肾区抬高以增加胸腔和髂嵴之间的距离，这样可以最大限度地显露 L4/5 间隙（图 11-3）。畸形程度以及骨盆和脊柱形态均会影响对椎间隙的显露，术前仔细评估腰椎正侧位 X 线片可以指导术者制订术前计划。腰椎侧位片和髂嵴的投影有助于判定 L4/5 的手术入路。此外，畸形造成的 L4/5 椎间盘倾斜更有利于显露椎间隙，同时也有助于判定患者采用左侧卧位还是右侧卧位。如果 L4/5 椎间隙位于髂嵴以下，应当考虑行其他椎间融合技术，如双节段的经骶骨入路（如果 L5/S1 也需要融合）而不是单节段的经骶骨入路。

患者位于手术床中央，髂嵴刚好位于肾区水平以下，此外还要放置标准的腋窝卷。最大限度抬高肾区，屈曲上位腿以使腰大肌和神经根松弛，并使它们尽可能后移。垫好所有的骨性隆起，注意保护腓总神经，同时应用绷带将患者固定在所需位置，调整手术床以确保患者垂直地板。

皮肤切口通过术中侧位透视来确定，在椎间隙前中 1/3 交界处标记目标椎间隙水平。

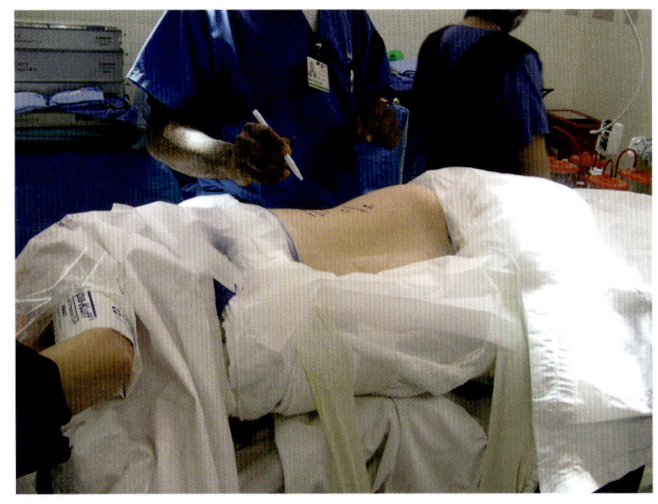

图 11-3　患者取侧卧位，肾区抬高以最大限度增加髂嵴和胸腔的距离

手术技巧

平行于腹外斜肌纤维做斜向切口,2个节段可共用一个侧方切口进行操作,其余节段则需另行侧方切口。术者可通过钝性分离突破腰骶筋膜到达腹膜后间隙。术者应触及下方的髂嵴和上方的第12肋以及目标融合节段的横突。

应用单切口,术者在已处于切口内的对侧食指的引导下将钝性探针通过侧方切口,并透视确定探针位于椎间隙上方合适位置。将探针深入,通过腰大肌到达椎间隙,在此期间行自发肌电检查(EMG)监测神经刺激。再次侧位透视确定位置,并将导针置入椎间隙内。沿导针置入逐级扩张器,在此过程中,始终进行自发EMG监测。此后,术者和助手放置并固定通道牵开器。应用探针再次探查覆盖在椎间隙表面肌肉中的横向走行神经,然后移除残留的腰大肌以显露椎间盘,此后就可进行标准的椎间盘切除和植骨前的软骨终板准备。在整个过程中一定要保证前纵韧带的完整性,否则会导致腹膜后结构损伤和植骨块前移。

椎间隙准备完毕后,正位透视引导下进行假体试模,然后将填塞有rhBMP-2 ACS和脱钙骨基质的合适大小的PEEK融合器植入椎间隙[15](图11-4)。此后,应注意观察融合器以确保rhBMP-2 ACS没有被挤出。通过正、侧

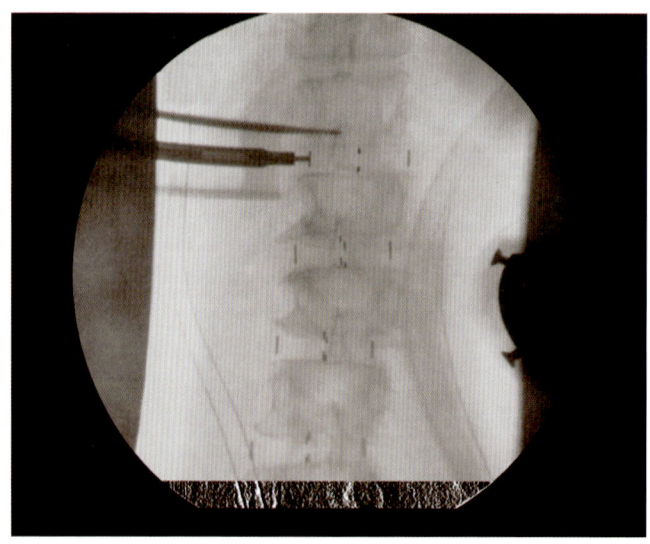

图11-4 正位透视显示在PEEK融合器植入过程中牵开器系统在位

位透视确定植骨位置满意后，缓慢移除通道牵开器，并直视下进行腹膜后止血。

术后，通过理疗对患者进行可耐受的被动活动。如果患者术前存在腿痛，应当仔细评估椎间撑开间接减压带来的神经功能改善。对于大多数患者，腿痛可以通过间接减压解决，而不需要直接减压。如果腿痛持续，间隔一段时间进行 MRI 检查来评估残留的狭窄和确定需进一步行椎板椎孔切开术的节段。

二期： Axia LIF 和经皮椎弓根钉固定

手术体位

患者俯卧位置于 Jackson 手术床上，大腿后伸以增加腰椎前凸，直肠内放置 1 个聚维酮碘浸泡的海绵圈。用 Mastisol 消毒剂和位于下方的 2 个巾单维持术中无菌环境。确保不要将巾单在悬垂之前放在患者的大腿上，否则在行骶前入路手术时会限制术者手的活动范围和进钉角度。此外，大腿轻微打开以利术者的手获得最大活动范围。

手术技巧

从骶尾骨交界处至尾骨尖做长约 3cm 的纵切口。操作要谨慎，避免刺入切口尾端而损伤直肠。双平面透视引导钝性探针沿骶前正中至 S1/2 水平，从而避开腹侧孔道。需要特别注意避免进入腹侧的骶神经孔。

置入导针，放置逐级扩张器，然后用钻钻入 L5/S1 椎间隙。应用钢丝刷（移除椎间盘）和可展开的镍钛诺刮刀（刮除软骨终板）处理椎间隙，每一步均行侧位透视以确定器械位置。椎间隙冲洗后，先在最前部植入 rhBMP-2 ACS，然后植入钻孔时所获得的自体骨和脱钙骨基质。应用小钻于 L5 椎体钻孔，放置测量器量取合适型号的 Trans 1 Axia LIF 螺钉（Trans 1, Wilmington, NC），然后通过导针更换更大的工作套管，最后植入 Axial LIF 螺钉。移除器械，透视确定内植物位置，关闭切口，防水敷料包扎。

微创多节段经皮脊柱固定

手术体位

患者一般仍俯卧于先前行 Axia LIF 融合所用的 Jackson 手术床上。

手术技巧

正位透视是微创椎弓根钉固定的关键影像学检查，采用此技术可以尽可能多地置入椎弓根套管。借助正位透视，应用15号刀片在椎弓根外侧缘做一长约2.5cm的纵切口，以刚好容纳螺钉扩张器为标准。在正位透视下将Jamshidi穿刺针逐步刺入椎体15~20mm，避免突破椎弓根内壁。采用此方式可以很安全地准备椎弓根和浅表椎体钉道，而避免侵犯椎管。一旦Jamshidi穿刺针到达预期位置，应用侧位透视确定钉道上下方向以辅助导针置入，通过Jamshidi穿刺针将导针置入椎体。

用逐级扩张器扩张腰背筋膜和肌肉，保留最后一个扩张器。侧位透视下进行椎弓根和椎体后部攻丝，通过导针植入空心椎弓根钉。骶骨椎弓根钉的植入采用三皮质螺钉植入技术[16]。通过骨盆入口位透视确定螺钉位置。

植入螺钉后，将椎弓根钉撑开器纵行排成线状以利于连接棒通过其孔道。通过测量器测定连接棒长度，并将其弯成合适弧度。在先前切口的头端另做一切口，徒手将棒（持棒器夹持）通过各椎弓根钉撑开器（图11-5），并应用连接棒测试器确定棒安装在撑开器槽内。在徒手放棒时，应通过侧位透视确定棒的放置深度（图11-6，11-7）。

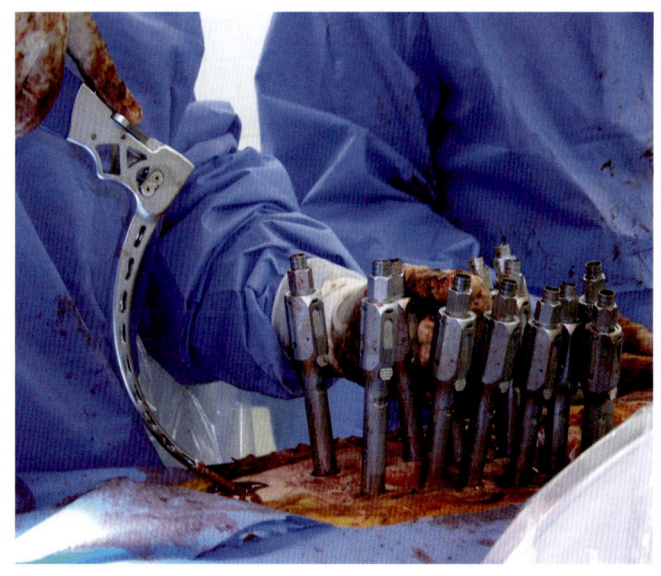

图11-5　利用持棒器将棒经皮通过椎弓根钉撑开器植入

展望

微创脊柱畸形矫正手术安全有效,且具有可重复性。其为数不多的几个缺点之一为术者的放射暴露。作者最近在尝试应用神经导航系统,如 Medtronic O 形臂联合隐身导航,理论上可以降低术者的放射暴露。此外,内植物的位置可以在关闭切口之前确定。

微创技术在退行性脊柱侧弯矫正中的优点总结

- 出血少
- 无须增加手术医生人数
- 大的或小的并发症均较少
- 较少需要输血

在作者最初手术的一批病例中,前路手术(经腰大肌椎间盘切除)平均失血量约 163.89mL(标准差 105.41),后路经皮椎弓根钉固定(有些病例行 L5/S1 椎间融合)约 93.33mL(标准差 101.43)[14]。与先前腰椎退行性侧弯减压

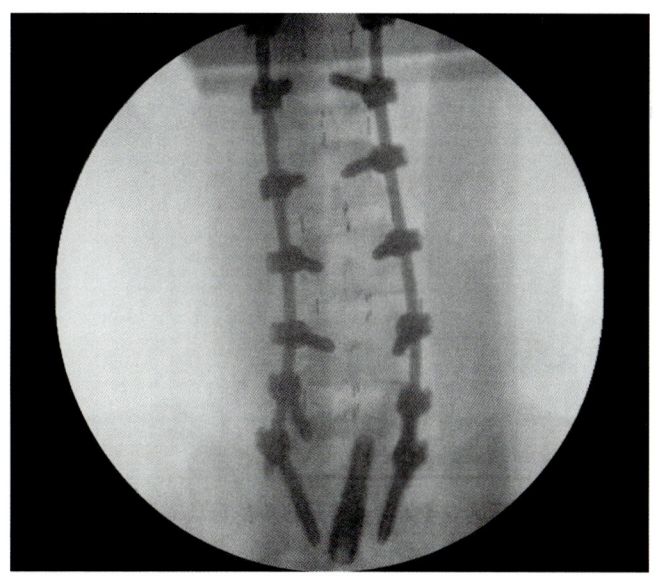

图 11-6 正位透视显示经皮植入的椎弓根钉和连接棒、Axia LIF 3D 螺钉和三皮质 S1 螺钉

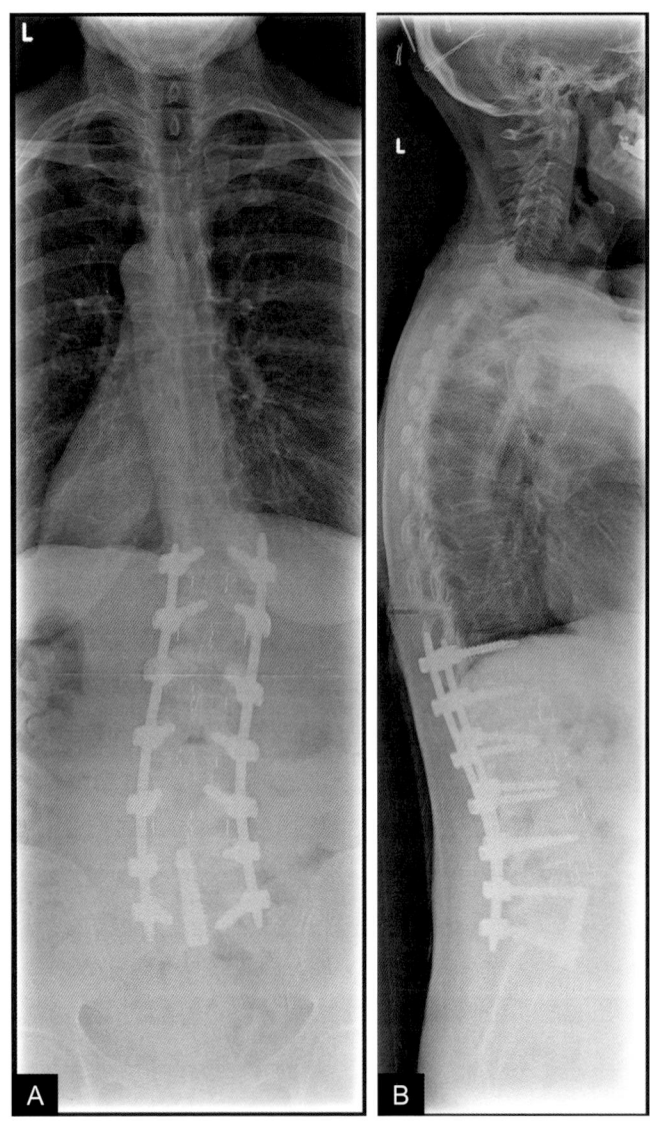

图11-7 术后站立位X线片显示良好的冠状面和矢状面平衡,畸形矫正非常理想

矫形手术（出血量为 1.7~2.1L）相比，结果较满意。[23,24] 在最初的 12 例患者中，3 例出现了短暂的大腿感觉迟钝，1 例出现暂时性屈髋无力，没有其他大的或小的并发症发生[14]，这与传统的腰椎退行性侧弯开放手术相比，结果更为理想，开放手术并发症发生率为 20%~80%[8-11]。此后，采用上述微创技术治疗的大宗病例也显示了良好的中长期疗效[15]。此外，其他作者也报道了类似的良好疗效[25,26]。

意义不明确的结果

- 手术时间有无缩短
- 融合率是否相同
- 畸形矫正效果

缺点

- 学习曲线长
- 透视次数较多

参考文献

1. Gumbs AA, Shah RV, Yue JJ, et al. The open anterior paramedian retroperitoneal approach for spine procedures. Arch Surg. 2005;140:339-43.
2. Baker JK, Reardon PR, Reardon MJ, et al. Vascular injury in anterior lumbar surgery. Spine. 1993;18:2227-30.
3. Rajaraman V, Vingan R, Roth P, et al. Visceral and vascular complications resulting from anterior lumbar interbody fusion. J Neurosurg. 1999;91:60-64.
4. Datta G, Gnanalingham KK, Peterson D, et al. Back pain and disability after lumbar laminectomy: is there a relationship to muscle retraction? Neurosurgery. 2004; 54:1413-20; discussion 1420.
5. Gejo R, Matsui H, Kawaguchi Y, et al. Serial changes in trunk muscle performance after posterior lumbar surgery. Spine. 1999;24:1023-8.
6. Kawaguchi Y, Matsui H, Tsuji H. Back muscle injury after posterior lumbar spine surgery. Part 2: Histologic and histochemical analyses in humans. Spine. 1994;19:

2598-602.
7. Kawaguchi Y, Yabuki S, Styf J, et al. Back muscle injury after posterior lumbar spine surgery. Topographic evaluation of intramuscular pressure and blood flow in the porcine back muscle during surgery. Spine. 1996;21:2683-8.
8. Aebi M. The adult scoliosis. Eur Spine J. 2005;14:925-48.
9. Carreon LY, Puno RM, Dimar JR, et al. Perioperative complications of posterior lumbar decompression and arthrodesis in older adults. J Bone Joint Surg Am. 2003;85-A:2089-92.
10. Raffo CS, Lauerman WC. Predicting morbidity and mortality of lumbar spine arthrodesis in patients in their ninth decade. Spine. 2006;31:99-103.
11. Zurbriggen C, Markwalder TM, Wyss S. Long-term results in patients treated with posterior instrumentation and fusion for degenerative scoliosis of the lumbar spine. Acta Neurochir (Wien). 1999;141:21-6.
12. Akbarnia BA, Ogilvie JW, Hammerberg KW. Debate: degenerative scoliosis: to operate or not to operate. Spine. 2006;31:S195-201.
13. Anand N, Baron EM. Minimally invasive approaches for the correction of adult spinal deformity. Eur Spine J. 2012.
14. Anand N, Baron EM, Thaiyananthan G, et al. Minimally invasive multilevel percutaneous correction and fusion for adult lumbar degenerative scoliosis: a technique and feasibility study. J Spinal Disord Tech. 2008;21:459-67.
15. Anand N, Rosemann R, Khalsa B, et al. Mid-term to long-term clinical and functional outcomes of minimally invasive correction and fusion for adults with scoliosis. Neurosurgical Focus. 2010;28:E6.
16. Lehman RA, Kuklo TR, Belmont PJ, et al. Advantage of pedicle screw fixation directed into the apex of the sacral promontory over bicortical fixation: a biomechanical analysis. Spine. 2002;27:806-11.
17. Anand N, Kahwaty S, Daroudi S, et al. Multicenter minimally, invasive AxiaLIF L5-S1 interbody Fusion for anterior column support at the end of a long segment construct: feasibility, safety, complications, early and Late 3 year Outcomes. International Society for the Study of the Lumbar Spine, 2011.
18. Anand N, Wupperman R, Rosemann R, et al. Minimally invasive axiALIF L5-S1 interbody fusion for anterior column support at the end of long segment fusion: early results. Spine Arthroplasty Society, 2008.
19. Boachie-Adjei O, Cho W, King AB. Axial lumbar interbody fusion (AxiaLIF) approach for adult scoliosis. Eur Spine J. 2012.
20. Matteini LE, Kebaish KM, Volk WR, et al. An S-2 alar iliac pelvic fixation. Technical note. Neurosurg Focus. 2010;28:E13.
21. O'Brien JR, Matteini L, Yu WD, et al. Feasibility of minimally invasive sacropelvic fixation: percutaneous S2 alar iliac fixation. Spine. 2010;35:460-4.

22. Herkowitz HN, Sidhu KS. Lumbar spine fusion in the treatment of degenerative conditions: current indications and recommendations. J Am Acad Orthop Surg. 1995;3:123-35.
23. Cho KJ, Suk SI, Park SR, et al. Complications in posterior fusion and instrumentation for degenerative lumbar scoliosis. Spine. 2007;32:2232-7.
24. Wu CH, Wong CB, Chen LH, et al. Instrumented posterior lumbar interbody fusion for patients with degenerative lumbar scoliosis. J Spinal Disord Tech. 2008;21:310-5.
25. Dakwar E, Cardona RF, Smith DA, et al. Early outcomes and safety of the minimally invasive, lateral retroperitoneal transpsoas approach for adult degenerative scoliosis. Neurosurg Focus. 2010;28:E8.
26. Wang MY, Mummaneni PV. Minimally invasive surgery for thoracolumbar spinal deformity: initial clinical experience with clinical and radiographic outcomes. Neurosurg Focus. 2010;28:E9.

专题 B：
脊柱创伤微创外科

作者：YU-Po Lee, Eugene Koh, Kern Singh

简介

椎弓根钉内固定可以为胸腰椎骨折提供有效的即刻稳定，直至骨折愈合[1,2]，这对创伤患者非常有益，因为体质因素或其他多发伤使患者难以承受支具等外固定。与标准的开放椎弓根钉植入相比，经皮椎弓根钉植入可避免开放手术相关的并发症，可以缩短手术时间、减少术中出血、减轻术后疼痛、加快术后康复[3-5]。这对于已承受多脏器损伤、不能耐受长时间开放手术的创伤患者很重要。然而，经皮椎弓根钉植入术未暴露脊柱后侧结构，不可能行标准的后外侧植骨融合，如有需要可行前路椎体间融合，否则骨折愈合后需取出内固定，因为螺钉随着时间推移有可能松动。在韧带损伤导致的不稳定病例中，有些学者通过牵开器行微创关节突去皮质化以期获得关节融合，包括使用电凝去除关节突关节囊、高速磨钻去皮质等处理。然而，并无相关文献公开发表以证明这种方法的有效性，也未提供其融合率。经典的 Chance 骨折是椎弓根钉固定的理想类型；不稳定的压缩性骨折也可行短期的椎弓根钉固定，数月后一旦骨折愈合即可取出。有神经症状的不稳定型爆裂性骨折需椎管减压，可行前路椎体次全切及可撑开式 cage 植骨融合内固定术。

经皮椎弓根钉内固定术

手术体位

患者俯卧于可透射线的手术床上。所有的连接线都应固定于手术床的上面，确保床下完全腾空，以便 C 臂穿入获取透视影像。消毒铺单前就应获取标准的正侧位影像，摄正位时将患者身体旋转至完全垂直于球管，比旋转球管与身体垂直要更简单，这样操作员在进行侧位透视后可以很方便地让球管回到原来的正位。一旦获得标准正位图像，C 臂球管转动 90° 即可获得标准侧位图像（图 12-1），

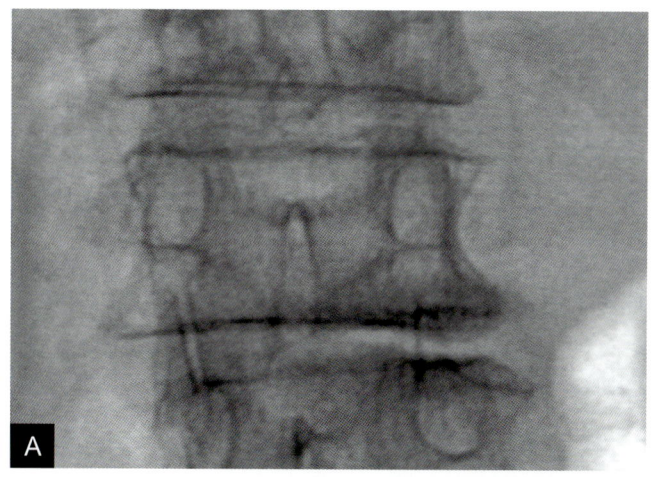

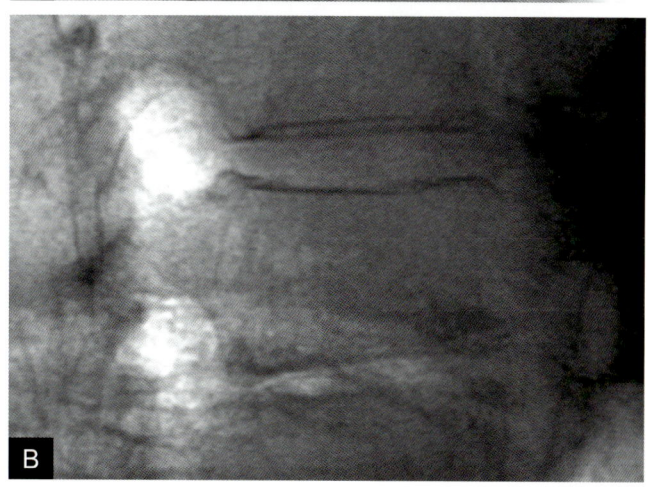

图 12-1　A. 标准的椎体正位透视影像。终板平行，棘突与双侧椎弓根等距；B. 标准的椎体侧位透视影像。椎弓根影重叠，上下终板平行

然后就可以进行常规的消毒、铺单。

手术技巧

切口位于正位影像上两侧椎弓根中点的连线上，椎弓根外侧约1cm或一横指处。体型较大的患者，进针点需外移，因为穿刺针需经过更多的组织才能到达椎弓根外缘。切口一般长1~1.5cm。

穿刺针经切口处进入，正位透视影像上，针尖应在椎弓根的外缘、上下径中点处。一旦针尖位置满意，用木槌将穿刺针稍稍敲入以确保位置固定。旋转C臂透视侧位，头倾或尾倾穿刺针以确保其顺着椎弓根中份进入。再将C臂旋至正位，轻敲木槌使穿刺针继续深入，每进一次都要透视。为避免主刀医生的手部遭到过多辐射，可用环形巾钳持住穿刺针进行透视。如果穿刺位置不理想，带斜面的穿刺针会很有帮助，通过旋转针头斜面方向，可调整穿刺针通过椎弓根的轨迹。比如，穿刺针过于偏下，可向上旋转针头使斜面朝下，加上轻柔的尾向敲击力，穿刺针的位置可以更理想。正位影像上穿刺针针尖若到达椎弓根横径的中点处，相应的侧位影像上针尖也应接近椎弓根前后径的中点。同样，当侧位影像上针尖刚穿过椎体后壁皮质时，正位影像上针尖应位于椎弓根内缘外侧1~2mm。如果能保持针尖一直处于椎弓根内壁的外侧，就可避免穿刺针穿透椎管。另外，侧位影像上穿刺针应在椎弓根的中份。

一旦穿刺针到达理想位置，将导针轻轻敲入超过穿刺针针尖5~10mm。敲入导针前应用导针仔细探测以确保导针在骨内。操作全程必须控制导针以免疏忽大意向前深入造成大血管的灾难性损伤。逐级扩张软组织创建丝攻和螺钉的通道，最外层扩张管可作为攻丝的保护套筒。攻丝时应监控把手与导针的相对位置以免导针深入或丝攻的锐利螺纹切割导针。中空的椎弓根钉可顺着导针植入。当椎弓根钉尾到达关节突时，钉头应接近椎体前1/4至1/3，而正位影像上，钉头应位于棘突与椎弓根内缘之间。如果钉头超过椎体中线（棘突），极有可能出现椎弓根内壁破裂；如果钉头位于椎弓根内缘的外侧，极有可能出现椎弓根外壁破裂。经皮植入所有的椎弓根钉后，用装棒系统将连接棒安装于椎弓根钉上。如有可能，经伤椎植入短钉以获得更好的生物力学稳定性（图12-2）。

12　专题B：脊柱创伤微创外科

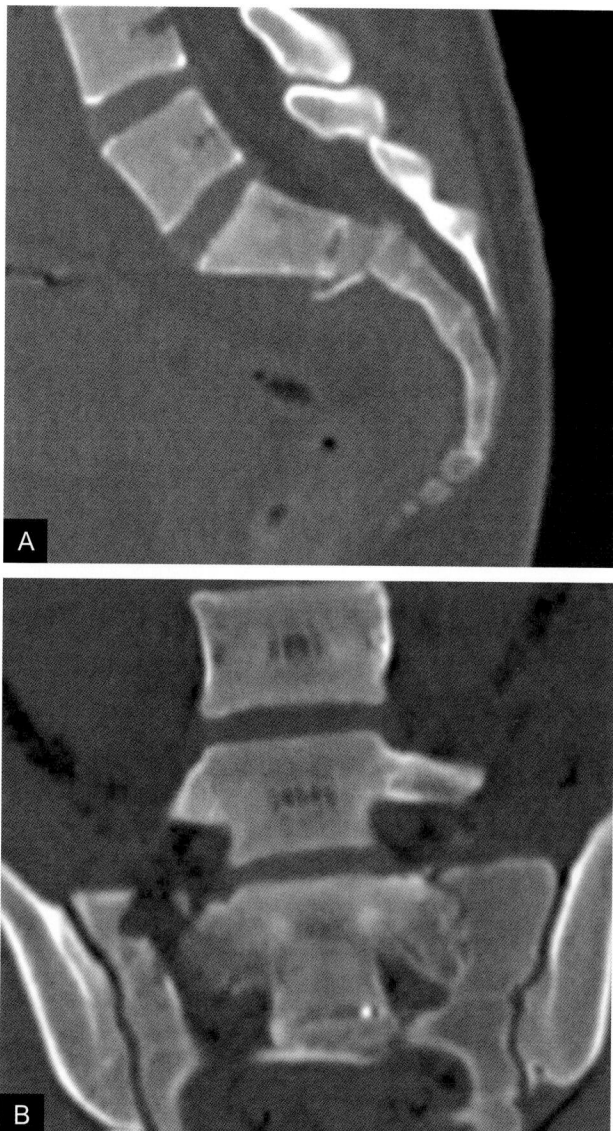

图12-2　23岁女性患者遭受高速车祸，发生包括H型骶骨骨折在内的多发伤（A，B）

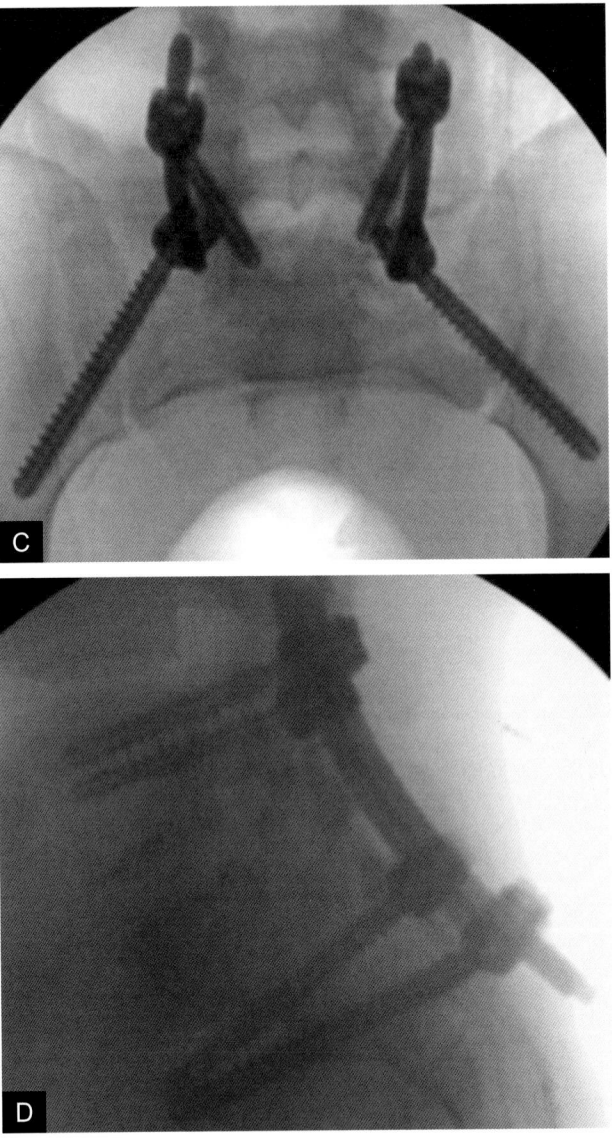

图12-2（续） 因传统的腰椎骨盆重建固定的开放手术切口附近有明显皮肤擦伤，所以经皮植入L5椎弓根钉和髂骨钉来治疗骶骨骨折（C, D）

侧路椎体次全切除及融合器植入

手术体位

患者插管全麻成功并给予预防性抗生素后，取右侧卧位。左侧入路更容易，因为主动脉壁比较坚韧，撕裂的风险更小。手术床应可反折、旋转。腋下圆枕及合适的体位垫有助于降低压疮和神经麻痹的发生率，卷起的手术单放在躯干前后以稳定患者体位，分别于大转子和胸部用 2 条胶带固定以确保患者安全。手术床一般无须反折，因为绝大多数胸腰椎爆裂性骨折发生于 T11~L2，外侧入路即可到达。C 臂应该能穿越手术床摄取正位影像，并通过旋转手术台以获得标准正位。还应摄取相应的侧位透视影像以证实切口及入路可以到达目标椎间隙，为获得标准侧位可微调球管。

手术技巧

常规消毒、铺单后侧位透视，将不透光的标记物放置于骨折椎体的上下椎间隙平面，切口就位于上下标记之间。切开皮肤、皮下至肋骨并解剖分离，注意保护神经血管束，用椎板咬骨钳尽可能向前向后去除肋骨，组织剪打开壁层胸膜进入胸腔。将可扩张牵开器深入胸腔直至骨折椎体中央，根据需要调整牵开器以显露整个椎体和上、下椎间盘，伤椎位于 L2 以上的无须顾虑腰大肌的损伤。识别节段血管并予以结扎，结扎前夹闭血管并观察神经监测信号有无变化，因为 Adamkiewitz 动脉就在这个区域。肋骨头需切除，可使用骨刀或椎板咬骨钳。伤椎上、下椎间盘可用刮匙和髓核钳切除。用咬骨钳和髓核钳可去除伤椎骨块，也可以使用带角度的刮匙和髓核钳，向后突入椎管的骨块必须推向前并取出。上、下终板处理好后将椎体次全切除，所获得的自体骨和切除的肋骨填入可撑开融合器，将其植入上下椎体之间并撑开以维持正常生理曲度，一旦到达所需高度即可锁定融合器。剩下的自体骨可填塞于融合器周围。侧方手术完成后需加用后路经皮椎弓根钉内固定。

结果

经皮椎弓根钉内固定术治疗胸腰椎骨折的疗效是鼓舞人心的。对于不伴有神经症状的不稳定压缩性骨折和爆裂性骨折，经皮椎弓根钉内固定可获得很好的疗效，与开放手术相比并发症更少。Ni 等[6]使用短节段经皮椎弓根钉内固定治疗 36 例胸腰椎 A3 型骨折（AO 分型），结果显示平均 48.5 个月的随访后疗效优良率达 86%。Wild 等[7]使用经皮椎弓根钉内固定治疗 10 例不伴有神经症状的胸腰椎爆裂性骨折，与 11 例开放手术相比，术中出血明显减少，而术后疗效相近。

伤椎复位的潜在丢失是对经皮椎弓根钉内固定的顾虑之一。Kruger 等[8]评估了 51 例使用经皮椎弓根钉内固定治疗的胸腰椎骨折，结果发现患者均能获得良好骨愈合，但随时间的推移会出现矢状位上复位的丢失。这种复位丢失在 Wild 等[7]的研究中也有所发现，但这种情况与临床疗效并无相关性。

为了更好地维持椎体高度和伤椎复位，有些学者建议对伤椎行球囊后凸成形术。Teyssedou 等[9]使用经皮椎弓根钉内固定加伤椎后凸成形术治疗 65 例胸腰椎骨折，矢状位序列可获得明显改善，但也不能完全维持伤椎的复位。

并发症

术前计划对了解解剖变异及避免手术并发症非常重要。所植入椎弓根钉的长度和直径可以在 CT 影像上测出，还可以量出植入椎弓根钉的外倾角。术前认真计划可避免植入过粗的椎弓根钉而刺激或损伤神经根，也可避免使用过长的椎弓根钉而破坏椎体前皮质、损伤大血管（图 12-3A）。椎弓根钉植入的外倾角也很重要。若角度太大，螺钉会进入椎管，损伤脊髓或马尾（图 12-3B）。除植入失误外，经皮椎弓根钉内固定也有可能出现松动、脱落或断裂，术后需密切随访以观察其结构的完整性（图 12-4）。

结论

综上所述，采用微创技术治疗胸腰椎骨折具有很大潜力，其优势包括出血少、康复快、术后疼痛轻。但术后长期疗效需进一步证实，另外还需找到一个恢复和维持脊柱矢状位序列的更好的方法，这样治疗胸腰椎骨折的微创手术策略才能得到完全认可。

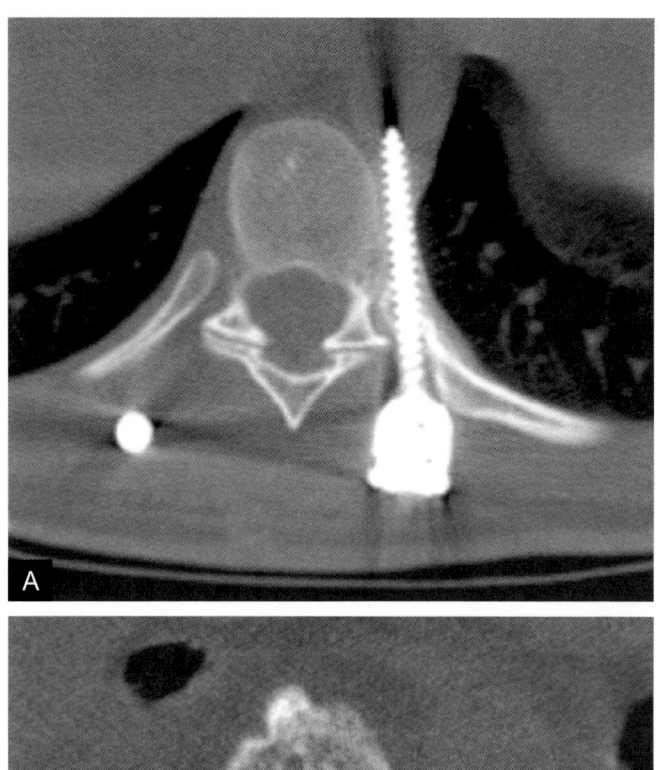
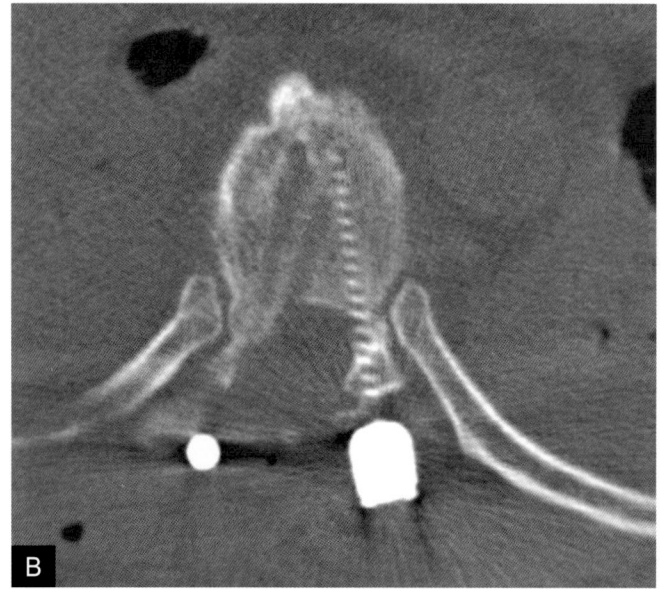

图 12-3 A. 经皮椎弓根钉植入偏外，螺钉过长紧贴主动脉；B. 经皮椎弓根钉植入偏内，钉道痕迹显示椎管被侵入，患者术后出现短暂的神经症状，取出螺钉并行椎板切除术后得以缓解

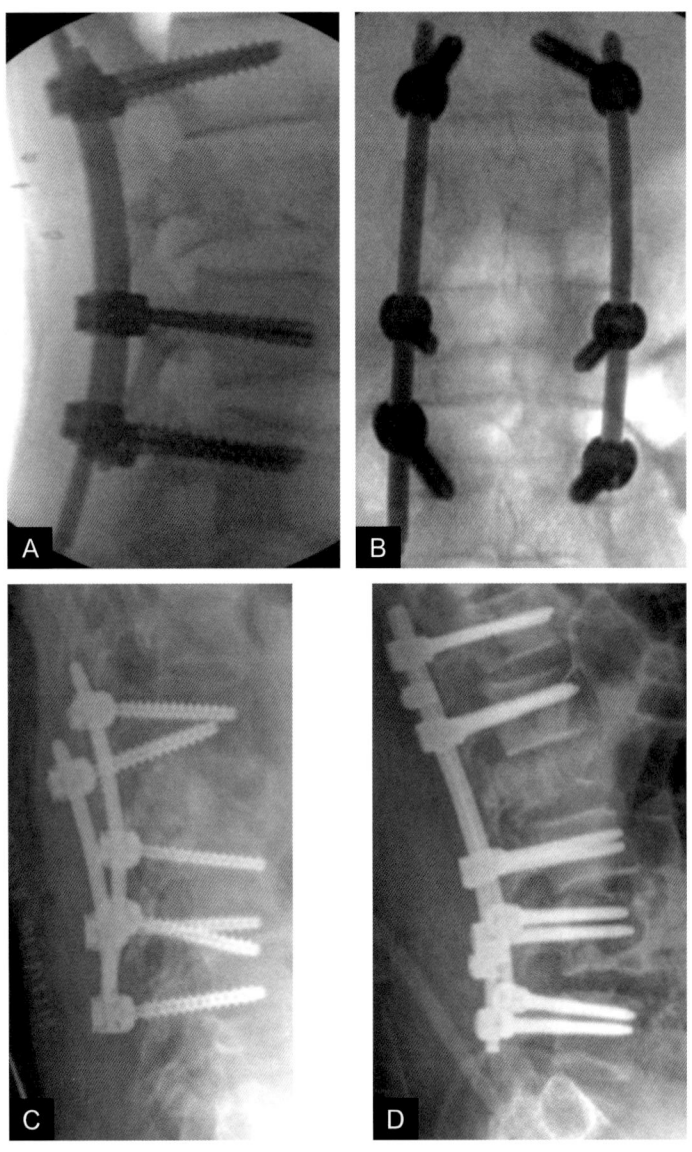

图12-4 18岁男性患者在高速车祸中遭受多发伤,包括L2爆裂性骨折,采用经皮椎弓根钉内固定术治疗(A,B)。在重症监护病房期间,出现椎弓根钉松动(C),后行T12~L5开放椎弓根钉内固定术(D)

参考文献

1. Rahamimov N, Mulla H, Shani A, et al. Percutaneous augmented instrumentation of unstable thoracolumbar burst fractures. Eur Spine J. 2012;21(5):850-4.
2. Ni WF, Huang YX, Chi YL, et al. Percutaneous pedicle screw fixation for neurologic intact thoracolumbar burst fractures. J Spinal Disord Tech. 2010;23(8):530-7.
3. Fessler RG. Minimally invasive surgery of the spine. Neurosurgery. 2002;51(5 Suppl):Siii-iv.
4. Foley KT, Holly LT, Schwender JD. Minimally invasive lumbar fusion. Spine 2003;28(15 Suppl):S26-35.
5. Goldstein JA, McAfee PC. Minimally invasive endoscopic surgery of the spine. J South Orthop Assoc. 1996;5:251-62.
6. Ni WF, Huang YX, Chi YL, et al. Percutaneous pedicle screw fixation for neurologic intact thoracolumbar burst fractures. J Spinal Disord Tech. 2010;23(8):530-7.
7. Wild MH, Glees M, Plieschnegger C, et al. Five-year follow-up examination after purely minimally invasive posterior stabilization of thoracolumbar fractures: a comparison of minimally invasive percutaneously and conventionally open treated patients. Arch Orthop Trauma Surg. 2007;127(5):335-43.
8. Krüger A, Rammler K, Ziring E, et al. Percutaneous minimally invasive instrumentation for traumatic thoracic and lumbar fractures: a prospective analysis. Acta Orthop Belg. 2012;78(3):376-81.
9. Teyssédou S, Saget M, Prébet R, et al. Evaluation of percutaneous surgery in the treatment of thoracolumbar fractures. Preliminary results of a prospective study on 65 patients. Orthop Traumatol Surg Res. 2012;98(1):39-47.

专题 C：
微创脊柱肿瘤切除术

13

作者：*Alpesh A Patel, Steven J Fineberg, Matthew Oglesby, Kern Singh*

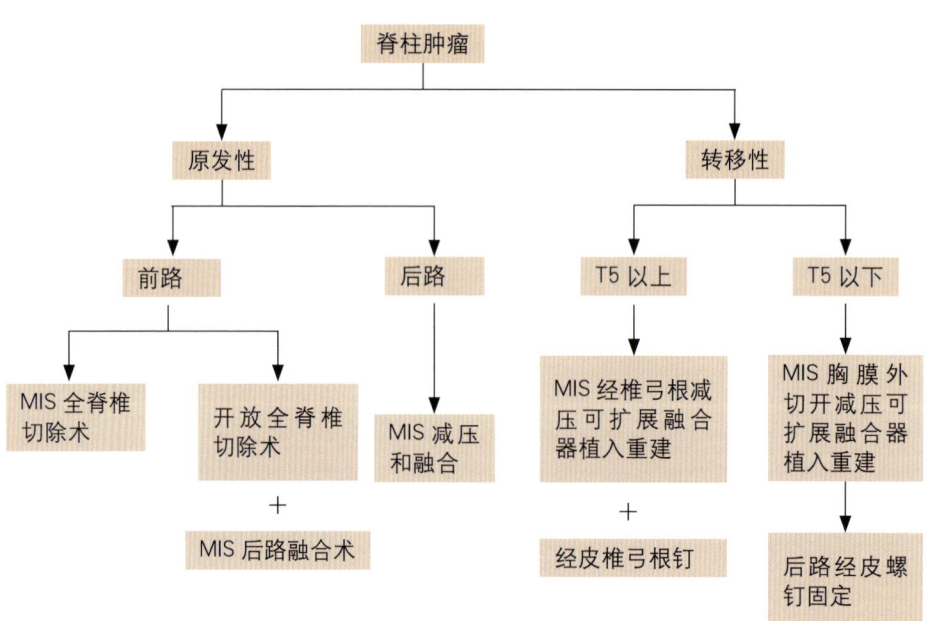

简介

外科手术治疗是脊柱疾病最主要的治疗方法。虽然放疗在技术上进展迅速，其在日益增多的脊柱肿瘤治疗中也显示出很好的作用，但通过外科手术减压和固定对脊柱肿瘤的治疗作用则显得更加直接有效。Patchell 等通过对接受外科手术和传统放疗的患者的活动功能和生存率进行比较研究，发现手术治疗在统计学和临床疗效上存在显著优势[1]。这一具有里程碑意义的前瞻性、随机性研究可能是对外科手术治疗转移性脊柱肿瘤最好的证据支持，并进一步强调了神经功能障碍在手术决策中的重要性。

从目前针对脊柱肿瘤的外科手术治疗方案看，大的外科手术通常伴随着失血、感染风险以及术后身体机能下降[2]。脊柱肿瘤患者额外又要面临由术后卧床所引起的静脉血栓以及患者自身的高凝血状态。脊柱肿瘤患者通常年龄较大，并且可能伴随其他疾病，这都会进一步增加术后感染、心肺并发症、泌尿系统并发症和急性术前死亡的风险。考虑到这些因素，微创技术（MIS）的应用备受关注，人们希望利用这项技术促进术后功能锻炼从而降低手术风险。本章的目的是为了确定手术决策的决定性因素，以及脊柱肿瘤手术治疗过程中的缺点及并发症。

患者评估和手术决策

脊柱肿瘤手术决策的关键因素包括肿瘤生物学情况/阶段、脊柱稳定性以及患者的神经功能情况。

肿瘤生物学情况通过肿瘤类型和病理分级来确定。脊柱良性肿瘤（如骨母细胞瘤、血管瘤、嗜酸性肉芽肿）极少需要手术治疗。即使需要手术，这些肿瘤也不要求根治切除。因为病灶边缘边界清楚，这些肿瘤可能特别适合采用微创技术治疗。此外，某些肿瘤类型（肾细胞癌、乳头状甲状腺癌、黑色素瘤）具有血管分布密度高的特点，可以通过术前血管造影＋选择性肿瘤栓塞从而减少术中出血[3]。

虽然病理分级对所有类型脊柱肿瘤的药物治疗及孤立、原发脊柱肿瘤的手术治疗上有显著影响，但对于转移瘤的外科手术决策影响不大。肿瘤分级定义肿瘤的范围：局限型、局部扩散或转移型。肿瘤分级可以帮助界定患者的疾病耐受程度，但是肿瘤扩散的范围在确定手术目标及手术技术的应用上起重要作用。局部的脉管系统（主动脉、腔静脉、奇静脉）受侵犯的程度将影响肿瘤切除的可行性和手术方案[2]。最有意义的是，肿瘤生长的范围和骨质缺损程度对于脊柱的稳定性起至关重要的作用。椎体塌陷、节段性畸形（驼背、移位）和后部结构累及情况可用来评价脊柱的稳定性，甚至可指导脊柱稳定重建策略[4]（图 13-1）。

患者的神经功能情况是手术决策的一个至关重要的临床要素。已经被证实患有急性至亚急性神经功能障碍的患者进行手术治疗后其神经功能和存活率有明显的改善和提高[1]。外科手术治疗严格意义上包括脊髓的完全减压和必要的脊柱固定。脊髓受压迫的位置也是决定手术方法的一个潜在性决定因素[2]。

疾病负荷被认为是一种并发病，范围包括主要器官系统（肺、肾、肝脏）的原发或转移病灶。疾病负荷通常以患者在治疗目标下的预期生存率来量化。预期生存率虽然可以从大样本统计中得到，但仍旧很难精确地用来预测个体患者。主观上来讲，主治医师应根据患者的身体健康状况评估其在手术过程中的风险。有明显疾病负荷的患者可以从外科手术中受益，其效果明显优于非手术治疗和姑息治疗。

前路与后路方法对比

针对脊柱肿瘤，手术入路是手术策略中最重要的部分：①神经减压；②肿瘤切除（原发性行根治切除）；③脊柱固定；④姑息治疗（如发生转移）。无论是通过传统的开放手术技术、单纯后路入路手术或是微创技术，手术治疗必须满足针对个体患者的治疗目标。

原发性脊柱肿瘤（无神经损伤）

无神经功能损伤的良性肿瘤极少需要通过外科手术治疗。必要时，采用前路还是后路的方式要根据肿瘤的位置（前柱、椎弓根、后方结构）来确定，并根据需要切除病变的程度和范围是否影响脊柱稳定性决定是否行脊柱内固定。

完全位于椎体（如筋膜室）内的脊柱恶性肿瘤可以通过整块切除术切除[5]。考虑到肿瘤复发以及生存时间等重要的问题，通过前后联合或者单纯后路的传统开放手术可能是最好的治疗方案。拥有丰富经验的外科医生可能建议采用微

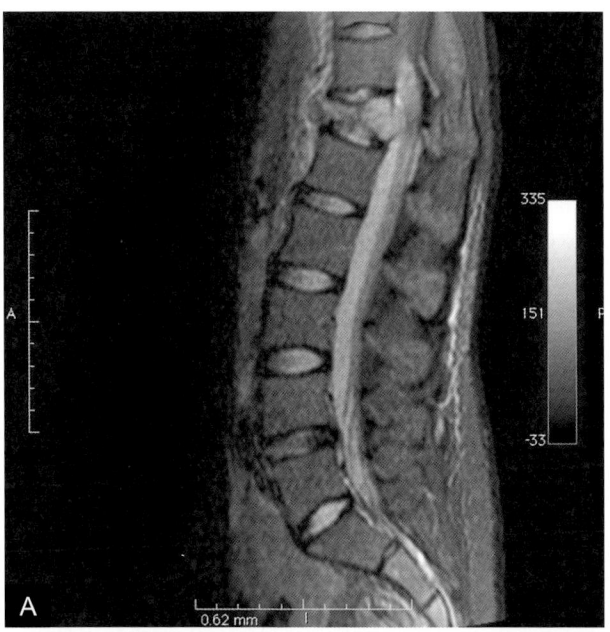

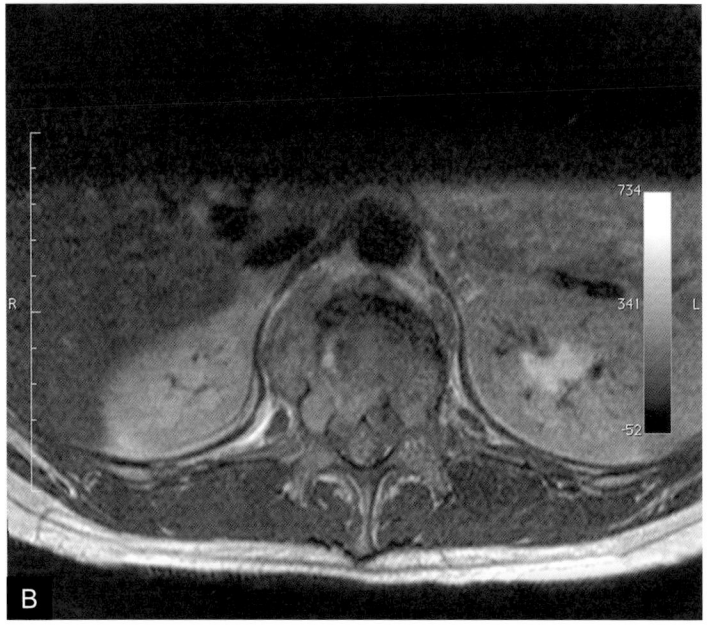

图 13-1　A. 术前矢状位 MRI 显示 L1 椎体肿瘤局部破坏造成椎体塌陷和脊柱后凸畸形；B. 轴位 MRI 显示肿瘤已经明显压迫神经组织

创技术，但术前应该有一个清晰的计划，在必要时转成开放手术。原发肿瘤切除后的重建可以通过微创方法在脊柱切除/肿瘤切除部位行经皮内固定实现，这是微创与开放结合的混合手术技术。

原发性脊柱肿瘤（神经损伤）

局部扩散且造成神经压迫的原发肿瘤通常是恶性的。因为肿瘤累及间室外，经典的开放减压及固定是通常采用的方式。无论任何情况，有可能的话要做广泛切除。通过开放手术可以很好地进行这样复杂的手术操作，尤其在肿瘤严重累及重要大血管时。另外，经皮后路重建技术使患者可以尽快活动和康复。

转移性脊柱肿瘤（无神经损伤）

脊柱转移肿瘤在造成脊柱不稳定的情况下需要进行手术治疗。治疗方法包括后路节段性内固定，当重要结构缺失或者畸形时采用前柱支撑重建融合术。进行前路重建时，当肿瘤病灶累及周围结构不太严重时，可能更适合微创技术进行前路重建。在微创前柱重建时，无论是通过后路肋横突切除术或经胸膜后路微创胸廓切开术进行前路椎体次全切除术，都可以附加后路经皮内固定。在T5以上的前方入路受心脏和大血管的限制，T5以上的前外侧入路也可能受到肩胛骨叠加和肩胛肌肉的限制。基于这些因素，后路重建可能更适合于T5水平以上的手术。后路经椎弓根入路胸膜腔外微创手术在计算机辅助导航下能够更好地完成，因为肿瘤累及周围结构有可能会使解剖明显变形，另外，导航技术有助于在有限的通道下完成充分的椎管减压以及内植物放置（图13-2）。

转移性脊柱肿瘤（神经损伤）

神经损伤是转移性脊柱肿瘤最常见的手术适应证。肿瘤进入椎管压迫神经或脊柱不稳定会导致严重的神经损伤。这种情况下，治疗的目标包括神经减压和重建脊柱稳定性。

手术减压应当着眼于去除硬膜外间隙的致压组织[7]。对于来自腹侧的压迫可以通过微创胸膜外前路椎体次全切除减压融合术或者单纯后路肋横突入路减压来完成[8]（图13-3）。而前路椎体次全切除术可以通过微创外科技术或者经传统前方入路（开胸手术、剖腹手术）实现。

前方入路治疗上胸椎的病变（如前所述，T5以上）有诸多问题，因此后

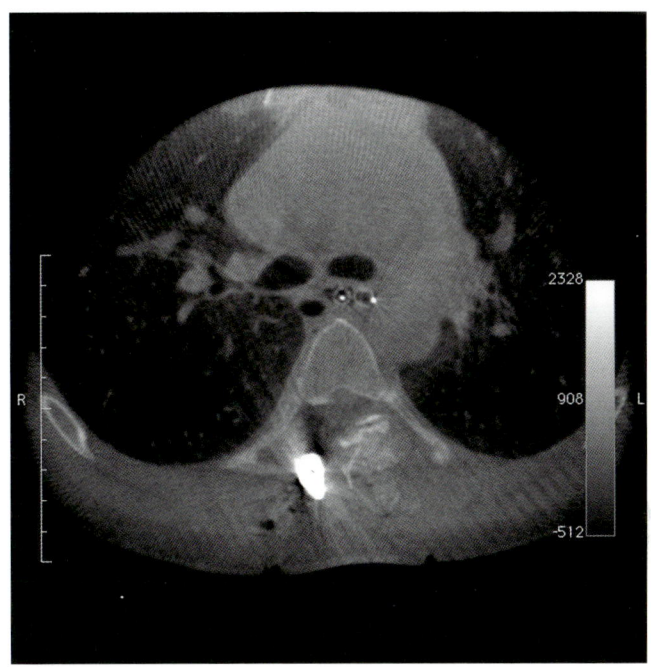

图 13-2　术中应用 O-Arm 导航保证充分的椎管减压及准确放置内固定

方入路是很好的选择[7,8]。单纯后路手术可以一期完成，并且可以避免前路脊柱手术的并发症（肠梗阻、脏器损伤、肺部并发症等）。通过微创技术进行后方入路的肿瘤切除和脊柱重建在技术层面具有很强的挑战性，只能由具有丰富脊柱微创手术经验的医生来完成。无论前路的重建采用开放手术还是微创方法，后方的稳定性可以通过经皮固定和利用管道进行关节融合的微创方法来实现（图 13-4）。

缺点和并发症预防

一般来说，脊柱肿瘤的微创技术需要术者具备丰富的传统开放手术经验，这在原发性脊柱肿瘤手术中尤为重要，肿瘤不完全切除对肿瘤的复发率和患者的生存率有着直接影响。这在存在明显血管侵犯的转移性脊柱肿瘤也是如此，无论累及的是分支血管还是直接累及大血管，一旦出现迅速和危及生命的大出血，没有更大的暴露视野很难有效止血。

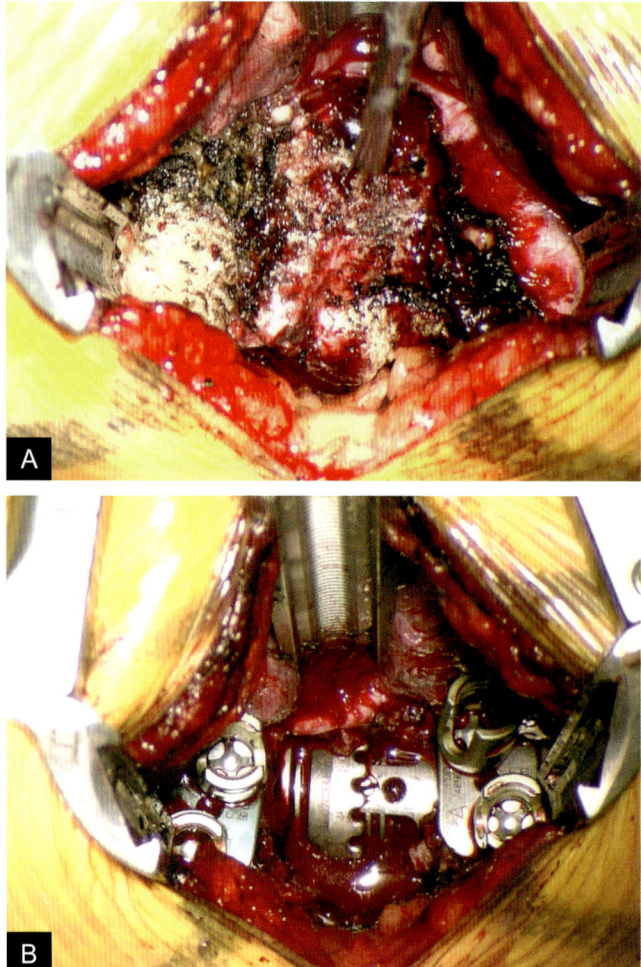

图13-3 A.微创经胸膜外入路行胸椎椎体次全切除的手术视野,肺被牵向前方,可见待切除的椎体和相邻的椎间盘;B.椎体次全切除后的缺损用可扩张的融合器重建。

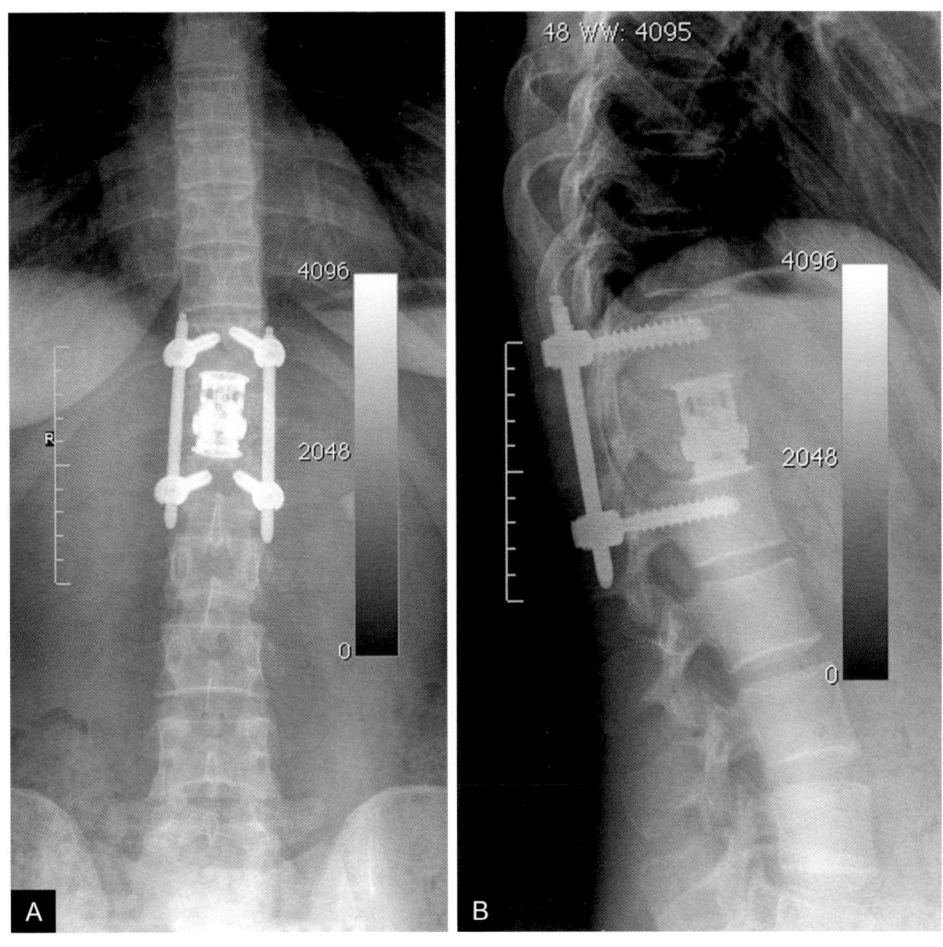

图 13-4　图 13-1 中同一患者的术后正、侧位 X 线片，L1 椎体由可扩张的融合器重建，椎体高度和矢状序列均已恢复。后路稳定通过椎弓根钉系统完成

　　前路重建技术，特别在脊柱稳定性受到严重破坏时，容易出现内固定失败，因而强烈考虑进行后路内固定，特别是在年老的和骨量减少 / 骨质疏松的患者。经前路手术时，特别是在胸椎，可能引起术后胸腔积液、血肿、气胸等并发症，传统手术术中需要放置胸管，而微创胸膜外入路椎体肿瘤次全切除术只需要通过胸膜外腔的小切口置入一根红色的橡胶导管即可。需要注意的是几乎所有的微创肿瘤切除手术都需要可扩张的椎间融合装置。未撑开的融合器通过套筒置入，一旦到达椎体次全切除后的骨质缺损处，就可撑开并在融合器内填充术中切除的自体骨。

单纯后路手术要求术者具有丰富的腹侧及背侧椎管安全减压经验,以保证在开放手术和微创手术中均能有效保护脊髓功能。

资深医生更倾向于在所有后路经椎弓根脊柱微创手术中运用导航,以保证充分减压和稳定性重建。如果有条件应当利用神经电生理监测(运动诱发和体感诱发电位)。如果进行后路椎体次全切除或全切除,置入前方重建装置的通路应仔细完成,避免医源性脊髓损伤。

最后,不完全的减压可能导致神经功能恢复不佳或神经损伤持续存在。术中彻底的神经减压需要术者有扎实的解剖功底和充分的视野暴露。术中硬膜囊超声为硬膜囊前方仍然存在的神经压迫提供了可视化,另外,术中导航或 CT 成像同样可用来判断减压的程度。

结论

脊柱肿瘤的外科治疗是治疗的基本手段。就传统的脊柱肿瘤外科治疗来说,其手术范围广泛、出血多、感染风险大、术后恢复慢。正因为这样,微创技术备受关注,以期患者能在术后早期活动并减少并发症。微创技术治疗脊柱肿瘤有效而安全,但技术具有挑战性。外科医师在从传统手术过渡到微创手术时应当谨慎前行、稳步发展,特别是处理脊柱肿瘤,不充分的减压和脊柱内固定都是致命的。

参考文献

1. Patchell RA, Tibbs PA, Regine WF, et al. Direct decompressive surgical resection in the treatment of spinal cord compression caused by metastatic cancer: a randomised trial. Lancet. 2005;366:643-8.
2. Rose PS, Buchowski JM. Metastatic disease in the thoracic and lumbar spine: evaluation and management. J Am Acad Orthop Surg. 2011;19:37-48.
3. Truumees E, Dodwad SN, Kazmierczak CD. Preoperative embolization in the treatment of spinal metastasis. J Am Acad Orthop Surg. 2010;18:449-53.
4. Fisher CG, DiPaola CP, Ryken TC, et al. A novel classification system for spinal instability in neoplastic disease: an evidence-based approach and expert consensus from the Spine Oncology Study Group. Spine. 2010;35:E1221-9.
5. Kawahara N, Tomita K, Murakami H, et al. Total en bloc spondylectomy of the

lower lumbar spine: a surgical techniques of combined posterior-anterior approach. Spine. 2011;36:74-82.
6. Boriani S, Weinstein JN, Biagini R. Primary bone tumors of the spine. Terminology and surgical staging. Spine. 1997;22:1036-44.
7. Bilsky MH, Boland P, Lis E, et al. Single-stage posterolateral transpedicle approach for spondylectomy, epidural decompression, and circumferential fusion of spinal metastases. Spine. 2000;25:2240-9, discussion 250.
8. Wang JC, Boland P, Mitra N, et al. Single-stage posterolateral transpedicular approach for resection of epidural metastatic spine tumors involving the vertebral body with circumferential reconstruction: results in 140 patients. Invited submission from the Joint Section Meeting on Disorders of the Spine and Peripheral Nerves, March 2004. J Neurosurg Spine. 2004;1:287-98.

Author: Kern Singh

Original title: Minimally Invasive Spine Surgery: An Algorithmic Approach

ISBN: 978-93-5090-484-8

Copyright © 2013 by Jaypee Brothers Medical Publishers (P) Ltd

All rights reserved.

Originally published in India by Jaypee Brothers Medical Publishers (P) Ltd

Simplified Chinese translation rights arranged with Jaypee Brothers Medical Publishers (P) Ltd through McGraw-Hill Education (Asia)

Simplified Chinese translation copyright © 2016 Shandong Science and Technology Press Co.,Ltd

图字：15-2015-36

本书封底贴有 McGraw-Hill Education 公司防伪标签，无标签者不得销售。

版权所有，侵权必究。